LARS HOMMERS

Der Neuroathletik Code

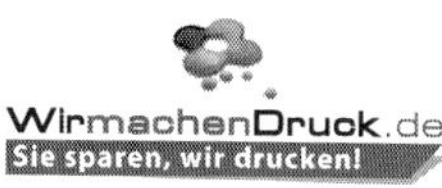

Email: info@edition-jt.de
www.edition-jt.de

JT Handels UG
Berumer Str. 44
26844 Jemgum

Inhalt

Über die Neuroathletik

Willkommen in der faszinierenden Welt der Neuroathletik! Dieses Buch dient als umfassender Leitfaden, der Sport und Wissenschaft miteinander verbindet und Ihnen einen detaillierten Einblick in die komplexen Zusammenhänge zwischen Gehirn und sportlicher Leistung bietet.
Zunächst wird die Definition von Neuroathletik vorgestellt und die zentralen Grundannahmen dieser aufregenden Disziplin werden erläutert. Die Rolle der mentalen Komponente in der sportlichen Leistung wird beleuchtet und die Unterscheidung von der Sportpsychologie verdeutlicht. Die neuesten wissenschaftlichen Erkenntnisse, einschließlich aktueller Studien und Forschungsergebnisse, werden präsentiert und analysiert, um Ihnen ein fundiertes Verständnis der Effektivität der Neuroathletik zu gewährleisten.
Dieses Buch zeichnet die Entwicklung der Neuroathletik nach und stellt die Schlüsselpersönlichkeiten und Meilensteine in ihrem Verlauf vor. Es veranschaulicht die Unterschiede und Gemeinsamkeiten zwischen Neuroathletik und neurozentriertem Training und zeigt auf, für welche Zielgruppen und Anwendungsbereiche diese Disziplinen relevant sind.
Sie erhalten einen Überblick über die neurowissenschaftlichen Grundlagen, die für die Kommunikation zwischen Gehirn und Körper unerlässlich sind, und lernen, wie Bewegungssteuerung und Bewegungskoordination funktionieren. Darüber hinaus werden verschiedene mentale Techniken und Übungen vorgestellt, die zur Verbesserung der sportlichen Leistung beitragen können. Abschließend erwartet Sie ein konkreter 5-Wochen-Trainingsplan, der Ihnen hilft, das Gelernte in die Praxis umzusetzen und Ihre sportliche Leistung anzuheben.
Dieses Buch soll eine wertvolle Ressource sein, die Sie dabei unterstützt, Ihre sportlichen Ziele zu erreichen und Ihre Kenntnisse in der spannenden Welt der Neuroathletik zu vertiefen.

Neuroathletik – sportliche Leistung ist Kopfsache

Im folgenden Kapitel laden wir Sie ein, gemeinsam mit uns die faszinierende Welt der mentalen Aspekte sportlicher Leistung zu erkunden. Wir werden sehen, wie eng verwoben die Bereiche des Gehirns und des Nervensystems mit der Leistungsfähigkeit von Sportlern sind und wie diese Zusammenhänge unser Verständnis von Sport revolutionieren.

Zunächst werden wir uns mit der Definition und den Grundannahmen der Neuroathletik befassen, um ein solides Verständnis für dieses aufstrebende und spannende Gebiet zu schaffen. Wir werden erkennen, dass nicht nur körperliche Fähigkeiten, sondern auch mentale Komponenten eine entscheidende Rolle für den Erfolg im Sport spielen und wie die Neuroathletik dazu beiträgt, diese Zusammenhänge besser zu verstehen.

Im weiteren Verlauf des Kapitels werden wir uns mit der Bedeutung der mentalen Komponente in der sportlichen Leistung auseinandersetzen. Hierbei werden wir sehen, wie Faktoren wie Motivation, Emotionen, Fokus und Konzentration die Leistung von Sportlern beeinflussen und wie wir diese Faktoren gezielt trainieren und verbessern können.

Abschließend werden wir uns mit der Verbindung zwischen Neuroathletik und Sportpsychologie befassen und aufzeigen, wie diese beiden Disziplinen sich gegenseitig ergänzen und bereichern. Wir werden erkennen, dass ein interdisziplinärer Ansatz, der sowohl neurobiologische als auch psychologische Aspekte berücksichtigt, den Weg für ein umfassenderes Verständnis der sportlichen Leistung ebnet und Sportlern hilft, ihr volles Potenzial auszuschöpfen.

Erfahren Sie, wie tiefgreifend unser Gehirn und unser Nervensystem unseren sportlichen Erfolg beeinflussen. Durch das Verständnis dieser Zusammenhänge können wir gezielte Strategien entwickeln, um die sportliche Leistung auf ein höheres Niveau zu heben und neue Bestleistungen zu erreichen.

Begriffsbestimmung und Grundannahmen

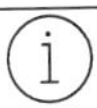

Definition:
Neuroathletik ist ein interdisziplinärer Ansatz zur Verbesserung sportlicher Leistungen, der die neurowissenschaftlichen Erkenntnisse über das menschliche Gehirn, seine Funktionen und seine Kommunikation mit dem Körper nutzt. Die Grundidee der Neuroathletik besteht darin, dass eine optimale sportliche Leistung nicht nur durch körperliches Training, sondern auch durch gezielte Schulung und Entwicklung der mentalen und kognitiven Fähigkeiten erreicht werden kann. Dieser Ansatz umfasst sowohl die Analyse von Bewegungsmustern und sensorischen Fähigkeiten als auch die Anwendung von Trainingsmethoden, die auf neurologischen Prinzipien basieren, um die Leistungsfähigkeit von Sportlern zu steigern.

Die Neuroathletik beruht auf mehreren grundlegenden Annahmen, die sowohl die neurowissenschaftliche Forschung als auch die praktische Anwendung im Training beeinflussen:

1. Die zentrale Rolle des Gehirns in der sportlichen Leistung

Das Gehirn gilt als Hauptregulator für sportliche Leistungen. Es steuert und koordiniert sowohl die motorischen als auch die kognitiven Prozesse, die für das Erreichen einer hohen Leistungsfähigkeit erforderlich sind. Dementsprechend sollte das Training darauf abzielen, die Funktion und Effizienz des Gehirns zu optimieren, um bessere Ergebnisse zu erzielen.

2. Die Bedeutung der mentalen und emotionalen Faktoren

Mentale und emotionale Faktoren wie Aufmerksamkeit, Motivation, Selbstvertrauen und Stressbewältigung werden in diesem Ansatz als wichtige Einflussfaktoren auf die sportliche Leistung anerkannt. Ein umfassendes Trainingsprogramm sollte daher auch Techniken zur Verbesserung dieser Faktoren einschließen.

3. Die Individualität des Sportlers

Dabei wird die individuelle Beschaffenheit von Athleten berücksichtigt, sowohl in Bezug auf ihre neurologischen und sensorischen Fähigkeiten als auch auf ihre persönlichen Ziele und Bedürfnisse. Ein personalisiertes Trainingsprogramm, das auf den spezifischen Stärken und Schwächen des Einzelnen basiert, ist entscheidend für den Erfolg.

4. Die Integration von Wissenschaft und Praxis

Neuroathletik kombiniert neurowissenschaftliche Erkenntnisse mit praktischen Trainingsmethoden, um ein evidenzbasiertes und effektives Programm zur Leistungssteigerung zu entwickeln. Die ständige Weiterentwicklung und Anpassung der Trainingsansätze basierend auf aktuellen Forschungsergebnissen sind wesentliche Bestandteile dieses Ansatzes.

5. Die Bedeutung der sensorischen Integration

Ein besonderer Wert wird auf die Rolle der sensorischen Integration gelegt, also darauf, wie das Gehirn Informationen aus verschiedenen Sinnessystemen (z. B. propriozeptiv, vestibulär, visuell) verarbeitet, um effiziente und koordinierte Bewegungen zu ermöglichen. Ein entsprechendes Training sollte daher Übungen und Techniken beinhalten, die darauf abzielen, die sensorische Integration und somit die Bewegungskoordination zu verbessern.

6. Die Bedeutung von Regeneration und Erholung

Ausreichende Regeneration und Erholung werden als entscheidend für die optimale sportliche Leistung betrachtet. Daher sollten Trainingsprogramme auch Strategien zur Förderung von Erholung und Stressabbau beinhalten, um das Risiko von Übertraining und Verletzungen zu minimieren und gleichzeitig die langfristige Leistungsfähigkeit zu erhalten.

7. Die Interdisziplinarität des Ansatzes

Die Neuroathletik ist ein interdisziplinäres Feld, das Erkenntnisse und Methoden aus verschiedenen Disziplinen, wie Neurowissenschaften, Psychologie, Biomechanik und Sportwissenschaft, kombiniert. Dies ermöglicht einen ganzheitlichen Ansatz zur Leistungssteigerung, der sowohl die körperlichen als auch die geistigen Aspekte des Trainings berücksichtigt und so eine nachhaltige Verbesserung der sportlichen Leistung ermöglicht.

Somit legt die Neuroathletik den Fokus auf die zentrale Rolle des Gehirns in der sportlichen Leistung und betrachtet den Athleten als Ganzes – einschließlich der mentalen, emotionalen und kognitiven Faktoren, die für den Erfolg entscheidend sind. Durch die Integration von wissenschaftlichen Erkenntnissen und praktischen Trainingsmethoden bietet die Neuroathletik einen umfassenden und evidenzbasierten Ansatz zur Optimierung der sportlichen Leistung.

Die Bedeutung der mentalen Komponente bei der sportlichen Leistung

Die mentale Komponente im Sport ist ein entscheidender Faktor für Erfolg und Leistungsfähigkeit. Im Folgenden werden wir uns eingehend mit psychologischen Faktoren wie Selbstvertrauen, Motivation, Konzentration und Stressbewältigung beschäftigen und deren Auswirkungen auf die sportliche Leistung untersuchen.

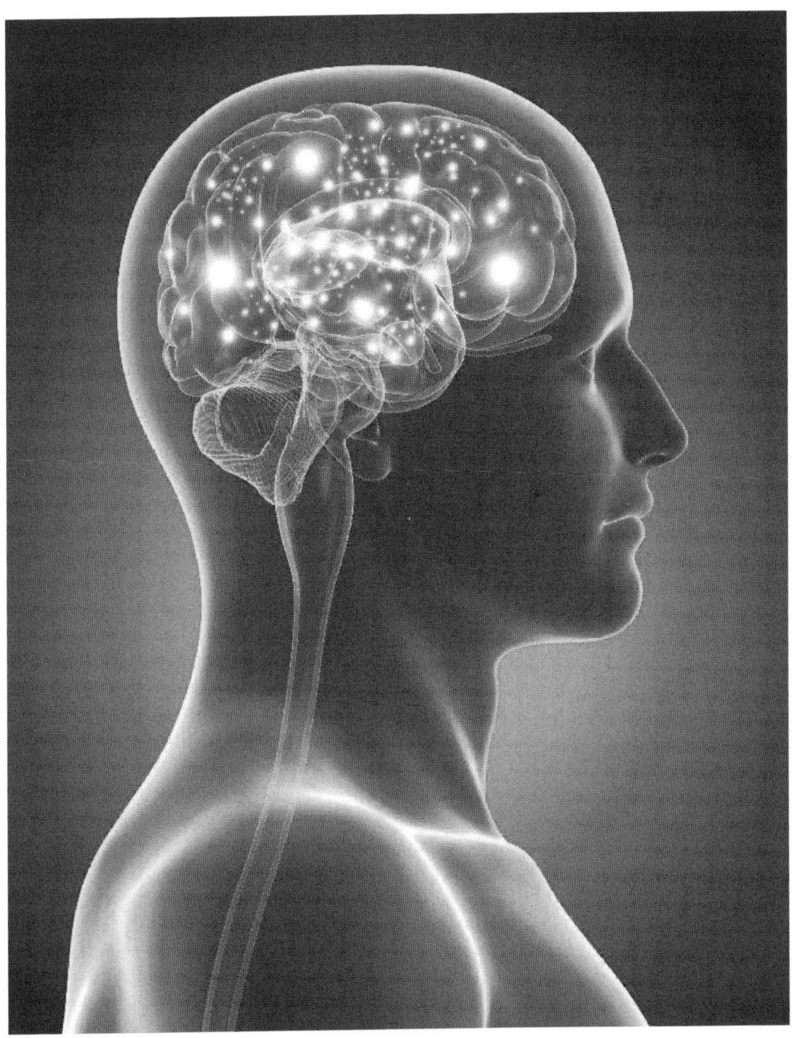

Psychologische Faktoren und ihre Auswirkungen auf die Leistung

Psychologische Faktoren sind entscheidend für den sportlichen Erfolg und können das individuelle Potenzial erheblich steigern. Selbstvertrauen und Selbstwirksamkeit sind grundlegende Aspekte, die das Vertrauen in die eigenen Fähigkeiten und die Überzeugung widerspiegeln, Herausforderungen erfolgreich bewältigen zu können. Sportler mit hohem Selbstvertrauen sind in der Lage, ihre Leistungsfähigkeit in Wettkampfsituationen voll auszuschöpfen, Rückschläge in wertvolle Lernerfahrungen zu verwandeln und das Beste aus ihren Möglichkeiten herauszuholen.

Exkurs: Selbstwirksamkeit

Selbstwirksamkeit ist ein psychologischer Begriff, der von dem Psychologen Albert Bandura (1925-2021) in den 1970er Jahren eingeführt wurde. Er beschreibt die Überzeugung eines Individuums in die eigenen Fähigkeiten, bestimmte Aufgaben erfolgreich zu bewältigen oder Ziele zu erreichen. Eine hohe Selbstwirksamkeit führt dazu, dass Menschen größere Anstrengungen unternehmen, sich länger an einer Aufgabe festhalten und besser mit Rückschlägen oder Herausforderungen umgehen können. Im Sportkontext ist eine starke Selbstwirksamkeit entscheidend für den Erfolg, da sie das Selbstvertrauen und die Motivation eines Sportlers beeinflusst.

Um die Selbstwirksamkeitsüberzeugung zu steigern, können die folgenden Strategien angewendet werden:

- Sammeln Sie positive Erfahrungen, indem Sie realistische und erreichbare Ziele setzen (siehe unten). Erfolgserlebnisse stärken das Vertrauen in die eigenen Fähigkeiten und motivieren dazu, sich weiteren Herausforderungen zu stellen.
- Beobachten Sie andere Sportler, die ähnliche Fähigkeiten besitzen oder dieselben Herausforderungen meistern. Durch das Beobachten von Vorbildern können Sie lernen, wie man schwierige Situationen bewältigt und Selbstvertrauen in die eigenen Fähigkeiten entwickelt.
- Suchen Sie Unterstützung und ermutigendes Feedback von Trainern, Teamkollegen oder Familienmitgliedern. Positive Rückmeldungen und das Teilen von Erfolgsgeschichten können die Selbstwirksamkeit stärken.
- Lernen Sie, negative Emotionen wie Angst oder Nervosität zu kontrollieren und in positive Energie umzuwandeln. Entspannungstechniken, wie Atemübungen oder mentales Training, können dabei helfen, den emotionalen Zustand zu regulieren und somit das Selbstvertrauen in die eigenen Fähigkeiten zu stärken.

Trainieren Sie regelmäßig und zielgerichtet, um Ihre Fähigkeiten kontinuierlich zu verbessern. Durch konsequentes Training entwickeln Sie ein besseres Körpergefühl und Selbstvertrauen in Ihre sportlichen Fertigkeiten.

Motivation und Zielsetzung sind weitere zentrale psychologische Faktoren im Sport, die das Engagement und die Leidenschaft eines Athleten für das Training und den Wettkampf fördern. Durch klare, realistische und herausfordernde Ziele lässt sich nicht nur die Leistungsbereitschaft, sondern auch die Ausdauer steigern, sodass kontinuierlich persönliche Bestleistungen erzielt werden können. Darüber hinaus ermöglichen intrinsische Motivation und Freude am Sport eine langfristige Bindung und Hingabe, die zum ultimativen Erfolg führen.

Exkurs: Die SMART-Methode

Die SMART-Zielsetzungsmethode ist eine im Coaching weit verbreitete Technik, um klare, messbare und erreichbare Ziele im sportlichen und beruflichen Kontext zu setzen. SMART steht für Spezifisch, Messbar, Attraktiv, Realistisch und Terminiert. Die Methode hilft dabei, Ziele präzise zu definieren und den Fortschritt systematisch zu überwachen. Nachfolgend finden Sie die einzelnen Komponenten der SMART-Methode und wie man sie anwendet:

- **Spezifisch:**

Ein Ziel sollte klar und konkret definiert sein, sodass man genau weiß, was erreicht werden soll. Anstatt vage Ziele wie „besser im Sport werden" zu setzen, sollte man spezifische Ziele wie „meine 100-Meter-Laufzeit um zwei Sekunden verbessern" formulieren. Dies erleichtert die Planung von Maßnahmen und die Bewertung des Fortschritts.

- **Messbar:**

Ein Ziel sollte quantifizierbar sein, sodass man den Fortschritt messen und feststellen kann, wann das Ziel erreicht ist. Im sportlichen Kontext könnten dies Zeit-, Distanz- oder Gewichtsangaben sein. Zum Beispiel: „5 Kilogramm abnehmen" oder „mein maximales Kniebeugengewicht um 10 Kilogramm steigern".

- **Attraktiv:**

Ein Ziel sollte für den Einzelnen motivierend und wertvoll sein. Stellen Sie sicher, dass das Ziel mit Ihren persönlichen Werten und Interessen übereinstimmt und Sie dazu inspiriert, hart dafür zu arbeiten. Ein attraktives Ziel kann auch andere positive Veränderungen in Ihrem Leben fördern.

- **Realistisch:**

Ein Ziel sollte herausfordernd, aber erreichbar sein. Berücksichtigen Sie Ihre aktuellen Fähigkeiten, Ressourcen und zeitlichen Rahmenbedingungen, um realistische Ziele zu setzen. Zu ehrgeizige Ziele können zu Frustration und Misserfolg führen, während zu einfache Ziele möglicherweise nicht genug Motivation bieten.

- **Terminiert:**

Setzen Sie eine klare Frist für die Erreichung des Ziels, um sich einen Ansporn und einen konkreten Zeitrahmen für die Umsetzung der notwendigen Maßnahmen zu geben. Fristen können kurz-, mittel- oder langfristig sein, abhängig von der Art des Ziels und der erforderlichen Anstrengung.

Beispiel:

Ein Marathonläufer, der das Ziel hat, seine bisherige Bestzeit zu verbessern.

1. **Spezifisch:** Der Läufer möchte seine Marathon-Bestzeit um 15 Minuten reduzieren, um die 3-Stunden-Marke zu erreichen.
2. **Messbar**: Die Verbesserung der Zeit ist quantifizierbar und kann mit einer Stoppuhr oder einer GPS-Uhr gemessen werden.
3. **Attraktiv**: Das Ziel ist motivierend und herausfordernd, da es einen bedeutenden Leistungssprung darstellt und den Läufer dazu antreibt, hart dafür zu arbeiten.
4. **Realistisch**: Angenommen, der Läufer hat bereits mehrere Marathons absolviert und seine bisherige Bestzeit liegt bei 3 Stunden und 15 Minuten. Mit einem gezielten Trainingsplan und einer angemessenen Vorbereitungszeit ist es realistisch, dass der Läufer sein Ziel erreichen kann.
5. **Terminiert**: Der Läufer setzt sich eine Frist von sechs Monaten, um sein Ziel zu erreichen, und plant, an einem Marathon teilzunehmen, der in diesem Zeitraum stattfindet.

Tipp:

Um die SMART-Methode anzuwenden, beginnen Sie damit, Ihre Ziele schriftlich festzuhalten und sie anhand der oben genannten Kriterien zu überprüfen. Passen Sie Ihre Ziele bei Bedarf an, um sie spezifisch, messbar, attraktiv, realistisch und terminiert zu gestalten. Überwachen Sie regelmäßig Ihren Fortschritt und passen Sie Ihre Strategie entsprechend an, um kontinuierlich auf Ihre Ziele hinzuarbeiten und letztendlich Erfolg zu haben.

Des Weiteren sind Konzentration und Aufmerksamkeit unerlässlich für die sportliche Leistung und ermöglichen es Sportlern, sich auf relevante Reize und Aufgaben zu fokussieren sowie Ablenkungen erfolgreich auszublenden. Eine starke Konzentrationsfähigkeit kann dazu beitragen, schnell auf Veränderungen im Wettkampfgeschehen zu reagieren, bessere Entscheidungen zu treffen und die sportliche Leistung auf ein neues Niveau zu heben.

Schließlich ist der Umgang mit Stress und Druck ein weiterer wichtiger Aspekt der mentalen Komponente im Sport. Athleten, die in der Lage sind, mit Stresssituationen, Wettkampfdruck und hohen Erwartungen effektiv umzugehen, können ihre Leistung auch unter anspruchsvollen Bedingungen aufrechterhalten, ihre mentale Widerstandsfähigkeit stärken und selbstbewusst triumphieren. Das Erlernen von Techniken zur Stressbewältigung und Entspannung kann auch dazu beitragen, die allgemeine Lebensqualität zu verbessern.

Psychologische Faktoren wie Selbstvertrauen, Motivation, Konzentration und Stressbewältigung bergen somit enorme Möglichkeiten, die sportliche Leistung zu steigern und das Beste aus jedem Sportler herauszuholen. Durch gezielte Förderung dieser Aspekte im Rahmen eines ganzheitlichen Trainingsansatzes können Athleten ihr volles Potenzial entfalten, persönliche Erfolge feiern und ein erfülltes und erfolgreiches Sportlerleben führen.

Neuroathletik vs. Sportpsychologie

Neuroathletik und Sportpsychologie sind zwei komplementäre Disziplinen, die sich auf unterschiedliche Aspekte der sportlichen Leistung konzentrieren. Während die Neuroathletik ihren Schwerpunkt auf die Rolle des Gehirns und der sensorischen Integration legt, um effiziente Bewegungen und optimale Leistung zu ermöglichen, befasst sich die Sportpsychologie mit mentalen und emotionalen Faktoren, die die sportliche Leistung beeinflussen. Beide Disziplinen erkennen jedoch die zentrale Bedeutung des Gehirns für die sportliche Leistung an und teilen das gemeinsame Ziel, die sportliche Leistungsfähigkeit zu verbessern.

Die Verbindung von Neuroathletik und Sportpsychologie im Trainingsprogramm eines Sportlers kann zu einer ganzheitlichen und umfassenden Herangehensweise an die Leistungssteigerung führen. Dabei werden sowohl körperliche als auch mentale Aspekte berücksichtigt und miteinander verknüpft, um eine langfristige und beständige Optimierung der sportlichen Leistungsfähigkeit zu ermöglichen.

Ein neuroathletisches Training kann beispielsweise Übungen und Techniken zur Verbesserung der sensorischen Integration und Bewegungskoordination umfassen, während die Sportpsychologie Techniken zur Steigerung von Selbstvertrauen, Motivation und Stressbewältigung anbietet. Durch die Integration beider Disziplinen in den Trainingsansatz kann ein Athlet gezielt an seinen individuellen Schwächen arbeiten und gleichzeitig seine Stärken weiter ausbauen.

Praktische Anwendung: ein Fallbeispiel

Um die Integration von Neuroathletik und Sportpsychologie im Training zu verdeutlichen, betrachten wir ein Fallbeispiel: Ein Tennisspieler möchte seine Leistung bei Wettkämpfen verbessern und hat Schwierigkeiten, sich unter Druck gut zu konzentrieren.

Ein neuroathletisches Trainingsprogramm könnte Übungen zur Verbesserung der Reaktionsgeschwindigkeit und der Hand-Auge-Koordination enthalten, indem es etwa die visuelle Verarbeitung und die propriozeptive Wahrnehmung, also das Bewusstsein für die Position und Bewegung des eigenen Körpers im Raum, trainiert. Auf der anderen Seite könnte die Sportpsychologie dem Athleten dabei helfen, seine mentale Stärke zu entwickeln, indem er Techniken zur Verbesserung der Konzentration, Stressbewältigung und Emotionskontrolle erlernt.

Durch die Kombination beider Ansätze kann der Tennisspieler sowohl seine körperlichen Fähigkeiten als auch seine mentale Stärke gezielt verbessern und somit seine Wettkampfleistung optimieren.

Die Integration von Neuroathletik und Sportpsychologie im Training ermöglicht auf diese Weise eine ganzheitliche und umfassende Herangehensweise an die Leistungssteigerung. Beide Disziplinen ergänzen sich in der Praxis und bieten hierzu eine Vielzahl von Techniken und Methoden. Durch die Berücksichtigung sowohl der körperlichen als auch der mentalen Aspekte des Trainings können Sportler ihr ganzes Potenzial ausschöpfen und an ihren individuellen Zielen arbeiten.

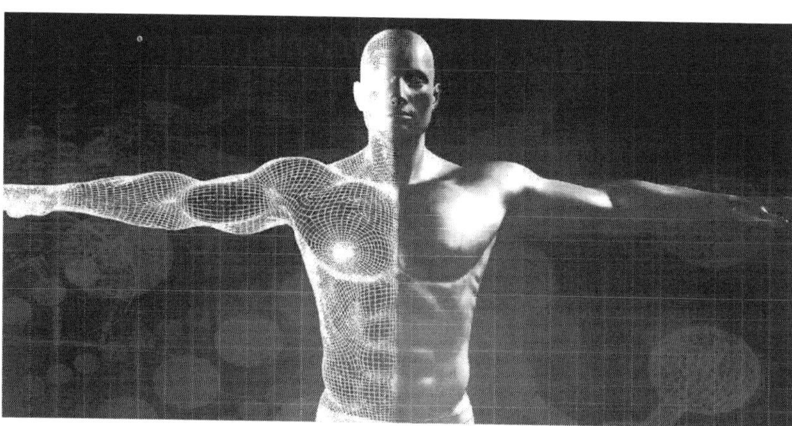

Das sagt die Wissenschaft über das Thema Neuroathletik

Wissenschaftliche Studien und ihre Ergebnisse

In den letzten Jahren hat das Interesse an der Neuroathletik zugenommen und zahlreiche wissenschaftliche Studien wurden durchgeführt, um die Auswirkungen von neuroathletischem Training auf die sportliche Leistung zu untersuchen. Diese Studien stammen aus verschiedenen Disziplinen, wie Neurowissenschaften, Sportpsychologie und Biomechanik, und bieten wichtige Erkenntnisse über die Mechanismen und Effekte der Neuroathletik.

Einige Studien haben beispielsweise gezeigt, dass gezieltes Training mentaler Fähigkeiten, wie Aufmerksamkeit, Entscheidungsfindung und Reaktionsgeschwindigkeit, zu einer Verbesserung der sportlichen Leistung führen kann. Eine bemerkenswerte Untersuchung in diesem Bereich, mit dem Titel „Der Einfluss von kognitivem Training auf die Spielfähigkeiten und Entscheidungsfindung von Fußballspielern", wurde von Memmert und Kollegen im Jahr 2010 durchgeführt. In ihrer Studie konzentrierten sie sich auf Fußballspieler und untersuchten die Auswirkungen von kognitivem Training auf die Spielintelligenz und die Fähigkeiten zur Entscheidungsfindung.

Durchführung der Studie:
Im Rahmen der Studie wurden die Teilnehmer in zwei Gruppen unterteilt: Eine Gruppe erhielt kognitives Training, während die andere Gruppe als Kontrollgruppe diente und kein zusätzliches kognitives Training erhielt. Das kognitive Training bestand aus Übungen, die darauf abzielten, die Wahrnehmung, das Antizipieren, also das Abschätzen von Spielsituationen im Vorfeld, und die Entscheidungsfindung der Fußballspieler zu verbessern. Diese Übungen umfassten beispielsweise das Analysieren von Spielsituationen, das Erkennen von Mustern und das Treffen schneller Entscheidungen unter Zeitdruck.

Ergebnisse:
Die Studie zeigte, dass die Fußballspieler, die an dem kognitiven Training teilnahmen, signifikante Verbesserungen in ihrer Spielintelligenz und ihren Entscheidungsfindungsfähigkeiten im Vergleich zur Kontrollgruppe aufwiesen. Die trainierten Spieler waren besser in der Lage, komplexe Spielsituationen zu analysieren, mögliche Handlungsoptionen zu erkennen und schnell und effektiv Entscheidungen zu treffen. Diese Fähigkeiten trugen dazu bei, ihre Leistung auf dem Spielfeld zu verbessern und ihnen einen Wettbewerbsvorteil gegenüber ihren Gegnern zu verschaffen.

Andere Studien haben sich auf die Rolle der sensorischen Integration und der propriozeptiven Wahrnehmung (die Wahrnehmung des eigenen Körpers im Raum) im neuroathletischen Training konzentriert. So zum Beispiel die Studie „Propriozeptive Trainingseffekte auf Stabilität, Gleichgewicht und Verletzungsprävention bei Athleten“ von Taube et al. im Jahr 2007. In dieser Studie untersuchten die Forscher die Auswirkungen eines propriozeptiven Trainingsprogramms auf die Stabilität, das Gleichgewicht und die Verletzungsprävention.

Durchführung der Studie:
Die Teilnehmer wurden in zwei Gruppen eingeteilt: eine Gruppe, die ein spezielles propriozeptives Training absolvierte, und eine Kontrollgruppe, die ein herkömmliches Kraft- und Beweglichkeitstraining durchführte. Das propriozeptive Training bestand aus Übungen, die darauf abzielten, die Körperwahrnehmung und die Fähigkeit, den eigenen Körper im Raum zu steuern, zu verbessern. Dazu gehörten Übungen auf instabilen Unterlagen, Einbeinstand und gezielte Trainingseinheiten zur Verbesserung der Stabilität.

Ergebnisse:
Die Studie hat gezeigt, dass diejenigen, die das propriozeptive Training absolvierten, signifikante Verbesserungen in ihrer Stabilität und ihren Gleichgewichtsfähigkeiten im Vergleich zur Kontrollgruppe aufwiesen. Diese Verbesserungen führten zu einer Verringerung von Verletzungen, da die trainierten Personen besser in der Lage waren, ihre Bewegungen präzise zu steuern und ihre Gelenke vor ungünstigen Belastungen zu schützen. Darüber hinaus zeigte die Studie, dass die verbesserten Stabilitäts- und Gleichgewichtsfähigkeiten zu einer gesteigerten Leistung in verschiedenen Sportarten beitrugen. Durch das propriozeptive Training waren die Sportler besser auf die Anforderungen ihrer jeweiligen Sportart vorbereitet, was zu einer effizienteren Bewegungsausführung und einer höheren Leistungsfähigkeit führte.

Die Kombination von mentalen und körperlichen Trainingsmethoden wurde ebenfalls in verschiedenen Studien untersucht, um die Auswirkungen auf die sportliche Leistung zu analysieren. Eine bedeutende Studie in diesem Zusammenhang wurde von Feltz und Landers im Jahr 1983 durchgeführt. In dieser Studie wollten die Forscher herausfinden, ob die Kombination von mentalen und physischen Übungen zu einer größeren Leistungssteigerung führt, als wenn Athleten lediglich körperliche Übungen absolvieren.

Durchführung der Studie:
In der Studie teilten Feltz und Landers die Teilnehmer in drei Gruppen ein: eine Gruppe, die ausschließlich körperliches Training durchführte, eine Gruppe, die ausschließlich mentales Training durchführte, und eine Gruppe, die sowohl mentale als auch körperliche Übungen kombinierte. Das mentale Training bestand aus verschiedenen Techniken, wie beispielsweise der Visualisierung von Bewegungsabläufen und der Anwendung von Entspannungstechniken, während das körperliche Training aus sportartspezifischen Übungen bestand.

Ergebnisse:
Die Ergebnisse der Studie zeigten, dass die Athleten, die sowohl mentale als auch körperliche Übungen kombinierten, eine signifikant höhere Leistungssteigerung in ihrem Sport erreichten als diejenigen, die nur körperliche Übungen durchführten. Die Kombination von mentalen und physischen Trainingsmethoden führte zu einer verbesserten Fähigkeit, Techniken und Strategien im Wettkampf erfolgreich umzusetzen, was letztendlich in einer besseren sportlichen Leistung resultierte.

Die Ergebnisse dieser Studien und viele weitere legen nahe, dass Neuroathletik eine wirksame und vielversprechende Methode zur Verbesserung der sportlichen Leistung sein kann, indem sie gezielt auf die neuronalen und mentalen Faktoren abzielt, die für den Erfolg im Sport entscheidend sind.

Über die Wirksamkeit der Neuroathletik – einige Belege

In den letzten Jahren hat die wissenschaftliche Forschung vermehrt Belege für die Wirksamkeit der Neuroathletik geliefert. Die Untersuchungen und Studien haben gezeigt, dass das gezielte Training von kognitiven, mentalen und sensorischen Fähigkeiten eine signifikante Verbesserung der sportlichen Leistung bewirken kann. Im Folgenden werden einige überzeugende Beispiele für die Wirksamkeit der Neuroathletik vorgestellt:

- **Verbesserung der kognitiven Fähigkeiten**

Im Rahmen von Untersuchungen hat sich gezeigt, dass gezieltes kognitives Training die Aufmerksamkeit, die Entscheidungsfindung und die Reaktionsgeschwindigkeit von Athleten verbessern kann. Diese Verbesserungen können dazu beitragen, dass Sportler schneller und präziser auf Veränderungen im Wettkampf reagieren und somit ihre Leistung steigern können.

- **Stärkung der mentalen und emotionalen Faktoren**

Die Arbeit an mentalen und emotionalen Faktoren wie Selbstvertrauen, Motivation und Stressbewältigung hat sich als wirksam erwiesen, um die sportliche Leistung zu verbessern. Athleten, die in diesen Bereichen geschult sind, können besser mit Druck umgehen, fokussiert bleiben und letztendlich bessere Leistungen erbringen.

- **Verbesserung der sensorischen Integration**

Trainingsmethoden, die darauf abzielen, die sensorische Integration und die propriozeptive Wahrnehmung zu verbessern, haben gezeigt, dass sie die Bewegungskoordination, die Gleichgewichtsfähigkeiten und die Stabilität positiv beeinflussen. Eine optimierte sensorische Integration kann dazu führen, dass die Sportler effizientere Bewegungen ausführen und somit ihre Leistung steigern.

- **Verringerung von Verletzungen**

Mit der Durchführung von neuroathletischem Training kann das Verletzungsrisiko verringert werden, indem es die Körperwahrnehmung und das Gleichgewicht verbessert. Dadurch können Athleten ihre Bewegungen besser kontrollieren und unnötige Belastungen vermeiden.

- **Langfristige Leistungssteigerung**

Durch die Kombination von mentalen und körperlichen Trainingsmethoden, wie sie in der Neuroathletik praktiziert wird, können Sportler eine nachhaltige Leistungssteigerung erreichen. Im Gegensatz zu rein körperlichen Trainingsmethoden, die oftmals auf kurzfristige Erfolge abzielen, bietet die Neuroathletik einen ganzheitlichen Ansatz, der sowohl die geistige als auch die körperliche Leistungsfähigkeit berücksichtigt und somit langfristige Erfolge ermöglicht.

Diese wissenschaftlichen Belege zeigen, dass die Neuroathletik einen effektiven Ansatz zur Steigerung der sportlichen Leistung bietet. Durch die Integration von kognitiven, mentalen und sensorischen Trainingsmethoden können Athleten ihre Leistungsfähigkeit in verschiedenen Bereichen verbessern und somit ihre gesamte sportliche Leistung optimieren.

Aktualität der Forschung und zukünftige Perspektiven

In den letzten Jahren hat die Neuroathletik erhebliche Fortschritte gemacht und die wissenschaftliche Forschung auf diesem Gebiet ist weiterhin in vollem Gange. Aktuelle Forschungsprojekte konzentrieren sich darauf, die Mechanismen hinter der Neuroathletik besser zu verstehen, neue Trainingsmethoden zu entwickeln und die Effektivität bestehender Ansätze weiter zu optimieren. Dabei spielen Aspekte wie die Individualisierung von Trainingsprogrammen, die Nutzung von Virtual Reality und anderen innovativen Technologien, die Möglichkeiten der Neuromodulation (Anpassung der Aktivität von Nervenzellen durch gezielte Stimulation) und Gehirnstimulation sowie die Integration von künstlicher Intelligenz und Big Data (große, komplexe Datensätze, die für Analysen und Entscheidungsfindungen genutzt werden) eine entscheidende Rolle.

Individuelle Anpassung von Trainingsmethoden

Die Forschung im Bereich der Neuroathletik hat erkannt, dass die individuelle Anpassung von Trainingsmethoden an die Bedürfnisse und Fähigkeiten der Athleten von entscheidender Bedeutung ist, um den größtmöglichen Nutzen aus dem Training zu ziehen. Dieses Konzept, auch als individualisierte Trainingsgestaltung bekannt, berücksichtigt die körperlichen, kognitiven und psychologischen Unterschiede zwischen den Sportlern und ermöglicht es, Trainingspläne zu entwickeln, die auf die spezifischen Stärken und Schwächen des Einzelnen abgestimmt sind. Eine solche Herangehensweise kann dazu beitragen, das Verletzungsrisiko zu reduzieren, den Trainingsfortschritt zu beschleunigen sowie die sportliche Leistung insgesamt zu steigern. Ein interessanter Aspekt der individualisierten Trainingsgestaltung ist die Untersuchung des Einflusses genetischer Faktoren auf die sportliche Leistung und das Ansprechen auf bestimmte Trainingsmethoden. In den letzten Jahren haben Wissenschaftler begonnen, den Zusammenhang zwischen Genetik und sportlicher Leistung genauer zu erforschen. Dabei haben sie herausgefunden, dass bestimmte genetische Variationen Einfluss auf Faktoren wie Muskelkraft, Ausdauer, Verletzungsanfälligkeit und Erholungszeit haben können. Diese Erkenntnisse ermöglichen es, Trainingspläne noch gezielter auf den einzelnen Sportler abzustimmen und zu optimieren.

Ein Beispiel für eine solche genetische Untersuchung ist die Erforschung des sogenannten ACTN3-Gens, das für die Produktion eines Proteins namens Alpha-Aktinin-3 verantwortlich ist. Dieses Protein ist in den schnell kontrahierenden Muskelfasern zu finden und spielt eine Rolle bei der Kraftentwicklung und Schnelligkeit. Untersuchungen haben gezeigt, dass Personen mit bestimmten Variationen dieses Gens bessere Leistungen in Kraft- und Schnelligkeitsdisziplinen erbringen, während andere Variationen eher mit Ausdauersportarten in Verbindung gebracht werden.

Exkurs: Das ACTN3-Gen

Das ACTN3-Gen hat in der Sportwissenschaft besondere Aufmerksamkeit erregt, da es einen interessanten Einblick in die genetischen Faktoren bietet, die die körperliche Leistungsfähigkeit beeinflussen können. Dieses Gen ist für die Produktion eines Proteins namens Alpha-Aktinin-3 verantwortlich, das in den schnell kontrahierenden Muskelfasern (auch schnell zuckende Fasern genannt) vorkommt.

Schnell zuckende Fasern sind für explosive, kraftvolle Bewegungen zuständig, wie sie beispielsweise in Sprint- oder Sprungdisziplinen benötigt werden. Alpha-Aktinin-3 spielt eine wichtige Rolle bei der Kraftentwicklung und Schnelligkeit dieser Muskelfasern, indem es zur Stabilisierung der Muskelkontraktion beiträgt.

Forschungen haben gezeigt, dass es unterschiedliche Varianten des ACTN3-Gens gibt, die die Menge an Alpha-Aktinin-3, die im Körper produziert wird, beeinflussen. Einige Menschen besitzen eine Variante des Gens, die zu einer höheren Produktion von Alpha-Aktinin-3 führt, während andere eine Variante haben, die zu einer geringeren oder gar keiner Produktion führt. Studien haben herausgefunden, dass Athleten, die in explosiven Sportarten erfolgreich sind, häufiger die Genvariante besitzen, die mit einer höheren Produktion von Alpha-Aktinin-3 einhergeht.

Das Vorhandensein der „richtigen" Genvariante allein reicht jedoch nicht aus, um sportlichen Erfolg zu garantieren. Umweltfaktoren, Training, Ernährung und andere genetische Faktoren spielen ebenfalls eine entscheidende Rolle bei der Bestimmung der individuellen sportlichen Leistungsfähigkeit. Das ACTN3-Gen ist jedoch ein faszinierendes Beispiel dafür, wie die Genetik zum Verständnis der zugrunde liegenden Faktoren beitragen kann, die die sportliche Leistung beeinflussen.

Durch die Berücksichtigung solch genetischer Faktoren können Sportwissenschaftler und Trainer Trainingspläne entwickeln, die auf die genetischen Stärken und Schwächen der Athleten abgestimmt sind und so eine gezielte Förderung des individuell vorhandenen Potenzials ermöglichen. Die Kombination von genetischen Erkenntnissen und individualisierten Trainingsansätzen ist ein vielversprechender Weg, um neue Möglichkeiten zur Leistungsoptimierung zu erschließen.

Virtual Reality

Die Anwendung von Virtual Reality (VR) im Bereich der Neuroathletik hat in den letzten Jahren erheblich zugenommen und bietet interessante Möglichkeiten zur Leistungssteigerung bei Sportlern. In simulierten Umgebungen, die realen Wettkampfsituationen sehr nahekommen, können Sportler ihre kognitiven, mentalen und sensorischen Fähigkeiten in einer kontrollierten und gleichzeitig realitätsnahen Umgebung schulen. Eine spannende Entwicklung in der VR-Trainingslandschaft ist die Verwendung von biometrischen Daten, um das Training individuell auf den Sportler abzustimmen. Beispielsweise können Herzfrequenz, Atmung und Muskelaktivität gemessen und in Echtzeit analysiert werden, um das Training entsprechend anzupassen. Dadurch können Athleten lernen, ihre physiologischen Reaktionen besser zu steuern und ihre Leistung in Stresssituationen zu optimieren.

Ein weiterer interessanter Aspekt des VR-Trainings ist die Möglichkeit, sportartspezifische Szenarien zu erstellen, die es ermöglichen, gezielt bestimmte Fähigkeiten oder Taktiken in einer sicheren Umgebung zu üben. Beispielsweise können Radfahrer mithilfe von VR verschiedene Fahrsituationen, wie das Meistern von Serpentinen oder das Fahren in unterschiedlichen Wetterbedingungen, wiederholt trainieren, um ihre Fahrtechnik, Ausdauer und Anpassungsfähigkeit an verschiedene Umstände zu verbessern.

Zudem bietet VR-Training die Möglichkeit, die mentale Stärke von Sportlern zu fördern, indem sie lernen, mit Druck und Stress in Wettkampfsituationen umzugehen. Dazu können verschiedene Techniken, wie Visualisierung, Entspannung und Achtsamkeitsübungen, in das VR-Training integriert werden, die die mentale Widerstandsfähigkeit erhöhen.

Neuromodulation und Gehirnstimulation

Aktuelle Forschungsansätze in der Neuroathletik untersuchen auch zunehmend die Möglichkeiten der Neuromodulation und Gehirnstimulation, um die sportliche Leistung zu verbessern.

Exkurs: Neuromodulation

Neuromodulation ist ein faszinierendes Gebiet der Neurowissenschaften, das sich mit der Beeinflussung von Nervenaktivität durch gezielte Stimulierung oder Hemmung von Nervenzellen beschäftigt. Ziel der Neuromodulation ist es, die Funktion des Nervensystems zu optimieren und somit möglicherweise eine Vielzahl von Erkrankungen, Schmerzen oder auch Leistungseinbußen zu behandeln oder zu verbessern.

In der Sportwissenschaft und im Bereich der Neuroathletik hat die Neuromodulation in den letzten Jahren zunehmend an Bedeutung gewonnen. Durch die gezielte Stimulation bestimmter Hirnareale oder Nervenzellen können Aspekte wie die motorische Kontrolle, die kognitive Leistungsfähigkeit und sogar die Erholung nach sportlicher Belastung beeinflusst werden. Dies kann unter anderem dazu beitragen, die Trainingsleistung von Sportlern zu optimieren und Verletzungsrisiken zu minimieren.

Es gibt verschiedene Techniken der Neuromodulation, darunter die transkranielle Magnetstimulation (TMS), die transkranielle Gleichstromstimulation (tDCS) und die tiefe Hirnstimulation (DBS). Bei der TMS und tDCS handelt es sich um nicht-invasive Methoden, bei denen elektrische oder magnetische Felder von außen auf das Gehirn einwirken, um die Aktivität von Nervenzellen zu beeinflussen. Die DBS hingegen ist eine invasive Methode, bei der Elektroden direkt ins Gehirn implantiert werden, um bestimmte Hirnregionen gezielt zu stimulieren.

Die Erforschung und Anwendung der Neuromodulation im Sport sind noch relativ neu und es sind weitere Untersuchungen notwendig, um die genauen Mechanismen, die potenziellen Nebenwirkungen und die optimalen Anwendungsprotokolle zu verstehen. Dennoch zeigt die bisherige Forschung, dass Neuromodulation großes Potenzial hat, um die Leistungsfähigkeit von Sportlern zu steigern und die Trainingsmethoden im Bereich der Neuroathletik weiter zu optimieren.

Durch gezielte Stimulation bestimmter Gehirnregionen könnten kognitive und sensorische Fähigkeiten sowie mentale Zustände wie Aufmerksamkeit oder Entspannung direkt beeinflusst werden. Dabei kommen verschiedene Techniken zum Einsatz, die interessante Entwicklungen und Potenziale bieten.

Eine solche Technik ist die transkranielle Gleichstromstimulation (tDCS), bei der schwache elektrische Ströme durch Elektroden auf der Kopfhaut appliziert werden. Dadurch werden bestimmte Gehirnareale stimuliert, was zu Veränderungen in der Erregbarkeit der Nervenzellen führen kann. Studien haben gezeigt, dass tDCS potenziell die Lernfähigkeit, die Konzentration und die motorische Leistung verbessern kann, was für Athleten potenziell von großem Nutzen sein könnte. Eine weitere Technik ist die transkranielle Magnetstimulation (TMS), bei der Magnetfelder verwendet werden, um die Aktivität von Nervenzellen in bestimmten Gehirnregionen zu beeinflussen. TMS könnte dazu beitragen, die Reaktionsgeschwindigkeit, die Entscheidungsfindung und die sensorische Integration bei Sportlern zu verbessern.

Ein aufstrebender Ansatz ist die Verwendung von Neurofeedback, bei dem Athleten lernen, ihre Gehirnaktivität bewusst zu steuern. Durch das kontinuierliche Feedback über ihre eigene Gehirnaktivität können Sportler gezielt mentale Zustände wie Fokus oder Entspannung herbeiführen, die der Optimierung der Leistungsfähigkeit zuträglich sind.

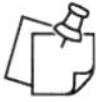

Hinweis:
Es ist wichtig, zu beachten, dass die Anwendung von Neuromodulation und Gehirnstimulation in der Sportwelt noch in einem frühen Stadium ist und weitere Forschungen erforderlich sind, um ihre Sicherheit und Wirksamkeit vollständig zu verstehen. Dennoch bieten diese Techniken spannende Möglichkeiten, um kognitive und mentale Fähigkeiten gezielt zu fördern und ihre sportliche Leistung zu steigern.

Künstliche Intelligenz

Die Analyse großer Datenmengen und die Anwendung künstlicher Intelligenz (KI) revolutionieren das neuroathletische Training und eröffnen weitere Möglichkeiten für die Optimierung von Trainingsmethoden. Durch die Analyse von Leistungsdaten und Trainingsfortschritten können KI-gestützte Systeme individualisierte Trainingspläne erstellen und kontinuierlich anpassen, um die Leistungsentwicklung optimal zu unterstützen.

Ein interessanter Ansatz in diesem Bereich ist die Verwendung von maschinellem Lernen und KI-Modellen, um Muster und Zusammenhänge in den gesammelten Daten zu erkennen. Dies ermöglicht eine präzisere Analyse der Stärken und Schwächen eines Athleten und kann dazu beitragen, maßgeschneiderte Trainingsprogramme zu entwickeln, die gezielt auf individuelle Bedürfnisse und Potenziale eingehen.

Wearables (wie beispielsweise Smartwatches und Fitnesstracker) und Sensortechnologien liefern zudem immer genauere und umfangreichere Daten über die körperliche und mentale Leistung von Sportlern. Diese Daten können in Echtzeit erfasst und analysiert werden, wodurch KI-gestützte Systeme in der Lage sind, direkt auf Veränderungen im Trainingszustand oder auf die Tagesform eines Sportlers zu reagieren und das Training entsprechend anzupassen. Ein weiterer vielversprechender Ansatz ist die Integration von KI-Technologien in die Entwicklung von Virtual-Reality-Umgebungen für das neuroathletische Training. Künstliche Intelligenz kann dabei helfen, realistischere und anspruchsvollere Trainingsumgebungen zu schaffen, die sich automatisch an den Leistungsstand und die Lernfortschritte der Sporttreibenden anpassen.

Die nächste Ära des Spitzensports

Die aktuelle Forschung im Bereich der Neuroathletik zeigt eindrucksvoll, dass wir erst am Anfang einer aufregenden Entwicklung stehen, die das Potenzial hat, die sportliche Leistung von Athleten in ungeahntem Maße zu optimieren. Mit zahlreichen zukünftigen Perspektiven und spannenden Entwicklungen in Aussicht werden wir in den kommenden Jahren und Jahrzehnten wahrscheinlich enorme Fortschritte auf diesem Gebiet erleben.

Die Kombination von neurowissenschaftlichen Erkenntnissen, innovativen Technologien, wie Virtual Reality und künstliche Intelligenz, und individualisierten Trainingsmethoden wird es ermöglichen, die individuellen Fähigkeiten von Sportlern gezielt zu fördern und auf ein neues Niveau zu heben. Dies eröffnet neue Wege zur Leistungssteigerung, die nicht nur Leistungssportlern, sondern auch Hobby- und Freizeitsportlern zugutekommen werden.

Die zunehmende Vernetzung von Wissenschaft, Technologie und Sport bietet zudem die Chance, eine globale Gemeinschaft von Forschern, Trainern und Sportlern zu schaffen, die gemeinsam an der Weiterentwicklung der Neuroathletik arbeiten. Durch den Austausch von Wissen und Erfahrungen können Synergien geschaffen werden, die den Fortschritt in diesem Bereich beschleunigen und die Effektivität von Trainingsmethoden weiter verbessern.

Abschließend lässt sich festhalten, dass die Zukunft der Neuroathletik äußerst vielversprechend aussieht und die Möglichkeiten, die sich aus dieser dynamischen und interdisziplinären Forschung ergeben, für eine kontinuierliche Verbesserung der sportlichen Leistung sorgen werden. In dieser optimistischen Perspektive liegt eine große Chance für alle Beteiligten, gemeinsam neue Maßstäbe in der sportlichen Leistungsfähigkeit zu setzen und den Sport auf ein noch höheres Niveau zu bringen.

Über die Entstehungsgeschichte – wo die Neuroathletik ihren Ursprung hat

Die Anfänge der Neuroathletik - wichtige Entwicklungen und Meilensteine

Die Neuroathletik entstand aus der Verschmelzung verschiedener wissenschaftlicher Disziplinen, wie Neurowissenschaften, Sportpsychologie und Biomechanik. Die Geschichte dieses ganzheitlichen Ansatzes erstreckt sich über mehrere Jahrzehnte und ist geprägt von der wachsenden Erkenntnis, dass die Optimierung der sportlichen Leistung nicht allein durch physisches Training, sondern auch durch gezielte Schulung der mentalen, kognitiven und sensorischen Fähigkeiten erreicht werden kann.

Die Wurzeln der Neuroathletik reichen bis in die 1970er Jahre zurück, als Wissenschaftler und Sportpsychologen begannen, die Bedeutung von mentalen Fähigkeiten und Prozessen für die sportliche Leistung systematisch zu erforschen. Die Pioniere auf diesem Gebiet erkannten, dass Athleten, die in der Lage waren, ihre kognitiven und emotionalen Ressourcen effektiv einzusetzen, oft besser abschnitten als ihre körperlich ebenbürtigen Konkurrenten. Diese Erkenntnisse führten zur Entwicklung verschiedener mentaler Trainingsmethoden, wie Visualisierung, Selbstgespräche, Zielsetzung und Entspannungstechniken, die seither in der Sportpsychologie und im Leistungssport eingesetzt werden.

Parallel dazu machten die Neurowissenschaften große Fortschritte in der Erforschung des menschlichen Gehirns und dessen Rolle bei der Steuerung von Bewegungsabläufen und sensorischen Prozessen. Wissenschaftler entdeckten, dass gezieltes Training der neuronalen Verbindungen und Gehirnstrukturen, die für bestimmte Fähigkeiten verantwortlich sind, zu einer Verbesserung der motorischen und kognitiven Leistung führen kann. Diese bahnbrechenden Erkenntnisse ermöglichten es Forschern und Trainern, neue Trainingsmethoden zu entwickeln, die direkt auf die Optimierung der neuronalen Prozesse abzielten.

In den 1990er Jahren kam es dann zu einer intensiven Zusammenarbeit zwischen Sportwissenschaftlern, Neurowissenschaftlern und Trainern, die zum Ziel hatte, die Erkenntnisse der Neurowissenschaften und Sportpsychologie in innovative Trainingsmethoden zu integrieren. Daraus entstand das Konzept der Neuroathletik, das sich auf die gezielte Schulung der mentalen, kognitiven und sensorischen Fähigkeiten von Sportlern konzentriert, um ihre sportliche Leistung zu optimieren. Seitdem hat die Neuroathletik kontinuierlich an Bedeutung gewonnen und ist heute sowohl im modernen Spitzensport als auch im Bereich des Freizeitsports präsent. Die Zusammenarbeit von Wissenschaftlern, Trainern und Athleten aus unterschiedlichen Disziplinen führte zu einer stetigen Weiterentwicklung der Trainingsansätze und Technologien, die in der Neuroathletik zum Einsatz kommen. Beispielsweise sind die Erkenntnisse über die Neuroplastizität des Gehirns, also die Fähigkeit des Gehirns, sich im Laufe des Lebens zu verändern und anzupassen, für das Verständnis der Trainingsmechanismen in der Neuroathletik von zentraler Bedeutung.

Mit dem Aufkommen neuer Technologien, wie Virtual Reality, künstliche Intelligenz und tragbare Sensoren, eröffneten sich weitere Möglichkeiten zur gezielten Schulung und Analyse von kognitiven und sensorischen Fähigkeiten bei Sportlern, unabhängig vom Leistungsniveau. Diese Entwicklungen ermöglichen es Trainern und Sportwissenschaftlern, das neuroathletische Training individuell auf die Bedürfnisse der einzelnen Sportler zuzuschneiden, sei es Leistungs- oder Hobbysportler, und ihre Fortschritte in Echtzeit zu überwachen und zu optimieren.

In der Zukunft wird die Neuroathletik aller Voraussicht nach weiter an Bedeutung gewinnen, da immer mehr Sportler und Trainer die Vorteile dieses ganzheitlichen Trainingsansatzes erkennen und nutzen. Die ständige Weiterentwicklung der wissenschaftlichen Erkenntnisse und Technologien bietet spannende Perspektiven für die Zukunft der Neuroathletik und die Optimierung der Leistung für alle Sportbegeisterten.

Seit ihren Anfängen in den 1970er Jahren hat sich die Neuroathletik zu einem etablierten und anerkannten Trainingsansatz entwickelt, der auf der Integration von Erkenntnissen aus Neurowissenschaften, Sportpsychologie und Biomechanik basiert. Die Erfolgsgeschichte der Neuroathletik ist geprägt von kontinuierlicher Forschung, interdisziplinärer Zusammenarbeit und innovativen Technologien, die es ermöglicht haben, das Training auf ganzheitliche Weise zu optimieren und neue Wege zur Leistungssteigerung zu erschließen.

Internationale Entwicklungen und einflussreiche Persönlichkeiten

In den letzten Jahren hat die Neuroathletik weltweit an Bedeutung gewonnen und ihre Verbreitung ist ein Zeugnis für die wachsende Anerkennung ihrer Wirksamkeit. Die internationale Entwicklung und Verbreitung der Neuroathletik sind das Ergebnis eines Zusammenspiels von Forschung, Bildung und praktischer Anwendung in verschiedenen Ländern und Sportkulturen.

Der DACH-Raum

In Europa, insbesondere in Ländern wie Deutschland und der Schweiz, blickt die Neuroathletik auf eine lange Tradition zurück. Die bahnbrechenden Forschungen und Entwicklungen von renommierten Wissenschaftlern wie Prof. Dr. Jürgen Krug, Prof. Dr. Wolfgang Taube und Dr. Daniel Memmert haben maßgeblich dazu beigetragen, dass neuroathletische Trainingsmethoden in diesen Ländern eine starke Verbreitung erfahren haben.

Prof. Dr. Jürgen Krug, ein deutscher Sportwissenschaftler (geboren am 14. Februar 1961), hat durch seine Arbeit die Grundlagen für eine stärkere Integration von kognitiven und mentalen Aspekten in das sportliche Training gelegt. Seine Forschungen haben dazu geführt, dass die Bedeutung von kognitiven Fähigkeiten, wie Entscheidungsfindung, Aufmerksamkeit und Reaktionsgeschwindigkeit, für die sportliche Leistung besser verstanden wird.

Prof. Dr. Wolfgang Taube, ein Schweizer Neurowissenschaftler und Sportmediziner (geboren am 22. August 1965), hat sich auf die Untersuchung von sensorischen und propriozeptiven Fähigkeiten im Sport spezialisiert. Seine Forschungen haben gezeigt, dass gezieltes Training dieser Fähigkeiten die Leistung von Athleten in verschiedenen Disziplinen verbessern und das Verletzungsrisiko reduzieren kann.

Dr. Daniel Memmert, ebenfalls ein deutscher Sportwissenschaftler (geboren am 28. März 1974), hat sich auf kognitive Aspekte im Sport konzentriert und insbesondere die Rolle der Spielintelligenz und Entscheidungsfindung untersucht. Seine Arbeit hat dazu beigetragen, dass kognitive Trainingsmethoden zunehmend in den Trainingsalltag von Leistungs- und Breitensportlern integriert werden.

Dank der bedeutenden Beiträge dieser und anderer Wissenschaftler hat sich die Neuroathletik im deutschsprachigen Raum als fester Bestandteil von Trainingsprogrammen etabliert, sowohl für Leistungssportler als auch für Breitensportler.

Die Vereinigten Staaten von Amerika

In den Vereinigten Staaten hat die Arbeit von Prof. Dr. John J. Ratey, einem renommierten Neuropsychiater und Wissenschaftler, dazu beigetragen, dass neuroathletische Trainingsmethoden in vielen Sportarten, wie zum Beispiel im American Football, Basketball und Baseball, immer stärker an Bedeutung gewinnen. Rateys Forschung hat sich insbesondere auf die Verbindung zwischen körperlicher Aktivität und Gehirnfunktion konzentriert, was unser Verständnis von den Rollen, die Sport und Bewegung für kognitive Leistungen und emotionales Wohlbefinden spielen, erheblich erweitert hat. In seinem Bestseller „Spark: The Revolutionary New Science of Exercise and the Brain" präsentiert Ratey zahlreiche Studien, die die positiven Auswirkungen von körperlicher Aktivität auf die Gehirnfunktion, das Lernen und die Emotionsregulation belegen. Darüber hinaus haben weitere amerikanische Wissenschaftler, wie etwa Prof. Dr. Daniel Goleman, Autor des Bestsellers „Emotional Intelligence“, und Prof. Dr. Michael Posner, ein führender Kognitionswissenschaftler, ebenfalls die Bedeutung mentaler Fähigkeiten und emotionaler Intelligenz im Sport untersucht. Ihre Forschungen haben dazu beigetragen, dass Sportpsychologie und Neuroathletik in den USA immer mehr Beachtung finden und als wichtige Ergänzung zum physischen Training angesehen werden.

Asien

Auch Länder wie Japan, Südkorea und China haben erkannt, dass die Integration von Neuroathletik in ihr sportliches Training einen großen Beitrag zur Leistungssteigerung ihrer Athleten leisten kann. Daher investieren sie vermehrt in Forschung und Entwicklung auf diesem Gebiet, um ihre Sportler optimal auf internationale Wettkämpfe und Olympiaden vorzubereiten.

Eine besondere Stärke Asiens liegt in der Kombination von neurowissenschaftlichen Erkenntnissen und Technologien aus dem Westen mit traditionellen Trainingsansätzen und Philosophien, die tief in der asiatischen Kultur verwurzelt sind. Dazu gehören zum Beispiel Prinzipien aus dem Zen-Buddhismus, dem Taichi oder dem Yoga, die seit Jahrhunderten zur Schulung von Körper und Geist eingesetzt werden. Durch die Verbindung dieser althergebrachten Weisheiten mit modernen wissenschaftlichen Erkenntnissen entstehen einzigartige und innovative neuroathletische Trainingsprogramme.

Beispiel:
Ein Beispiel für solch eine erfolgreiche Integration ist die Zusammenarbeit zwischen japanischen Neurowissenschaftlern und Experten für Kampfkunst, die gemeinsam Trainingsmethoden entwickeln, die sowohl die körperliche als auch die geistige Leistungsfähigkeit verbessern. Dabei werden Techniken zur Förderung der mentalen Stärke und Achtsamkeit, die in der traditionellen asiatischen Kultur verankert sind, mit neuesten Erkenntnissen aus der Gehirnforschung kombiniert.

Auch in China hat die staatliche Unterstützung der Neuroathletik dazu geführt, dass immer mehr Sportakademien und -einrichtungen neuroathletische Trainingsmethoden in ihre Programme integrieren. Dadurch wird die nächste Generation von Athleten von klein auf in einer ganzheitlichen Herangehensweise an Sport und Leistung geschult, die sowohl den Körper als auch den Geist in den Mittelpunkt stellt.

Australasien

Auch in Australien und Neuseeland hat die Neuroathletik in den letzten Jahren erfolgreich Fuß gefasst und sich als wichtiger Bestandteil im Spitzensport etabliert. Besonders in den Bereichen Rugby und Cricket, welche zu den populärsten und traditionsreichsten Sportarten in diesen Ländern zählen, hat die Neuroathletik eine bedeutende Rolle eingenommen. Hier haben Trainer, Sportpsychologen und Wissenschaftler erkannt, dass neben den physischen Fähigkeiten auch mentale Stärke und kognitive Kompetenzen entscheidend für den Erfolg sind.

Durch die gezielte Integration von neuroathletischen Trainingsmethoden in die Trainingspläne der Athleten werden Aspekte wie Entscheidungsfindung, Konzentration, Stressbewältigung und Visualisierung gefördert. Diese Faktoren sind von großer Bedeutung, insbesondere in hochintensiven und strategisch anspruchsvollen Sportarten wie Rugby und Cricket, in denen schnelle Entscheidungen unter Druck und ein hohes Maß an Teamarbeit erforderlich sind.

Die internationale Beschäftigung mit dem Thema zeigt die wachsende Bedeutung der Neuroathletik und ebenfalls, wie wichtig die Integration von mentalen und kognitiven Fähigkeiten für das sportliche Training ist. Dieser Trend unterstreicht die zunehmende globale Anerkennung der Neuroathletik als Schlüsselfaktor für den Erfolg von Sportlern in den verschiedensten Sportarten.

Die Unterschiede zwischen Neuroathletik und neurozentriertem Training

Zur Erinnerung:
Neuroathletik konzentriert sich auf die Optimierung der neuromuskulären Funktion, um die Effizienz und Qualität von Bewegungen und die allgemeine sportliche Leistungsfähigkeit zu verbessern. Dabei spielt die Anwendung in Wettkampfsituationen und leistungsorientierten Aspekten eine zentrale Rolle.

Neurozentriertes Training, auch bekannt als „neurozentrisches Training" oder „neurobasiertes Training", konzentriert sich auf die Optimierung der neuromuskulären Funktion – das heißt, der Zusammenarbeit zwischen Nervensystem und Muskulatur –, um die Effizienz und Qualität von Bewegungen und die allgemeine körperliche Leistungsfähigkeit zu verbessern. Dabei spielt die Anwendung in Alltagssituationen und gesundheitlichen Aspekten eine zentrale Rolle.

Neuroathletik und neurozentriertes Training sind zwei Ansätze, die beide auf neurowissenschaftlichen Erkenntnissen basieren und darauf abzielen, die sportliche Leistung durch gezieltes Training von mentalen und kognitiven Fähigkeiten zu verbessern. Beide Konzepte erkennen die zentrale Rolle des Gehirns in der Steuerung und Optimierung der sportlichen Leistung an. Trotz ihrer gemeinsamen Grundlage gibt es jedoch auch einige Unterschiede zwischen diesen beiden Trainingsmethoden, die im Folgenden erläutert werden.

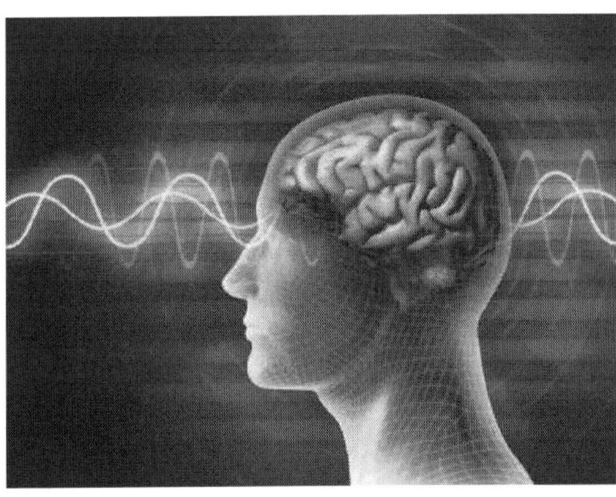

Gemeinsamkeiten

- Beide Ansätze basieren auf der Annahme, dass das Gehirn eine entscheidende Rolle bei der sportlichen Leistung spielt und dass eine Verbesserung der kognitiven und mentalen Fähigkeiten zu einer Leistungssteigerung führen kann.
- Sowohl Neuroathletik als auch neurozentriertes Training nutzen neurowissenschaftliche Erkenntnisse, um gezielte Trainingsmethoden zu entwickeln, die auf die Verbesserung von Fähigkeiten wie Aufmerksamkeit, Entscheidungsfindung, Reaktionsgeschwindigkeit und Stressbewältigung abzielen.
- Beide Trainingsansätze erkennen die Bedeutung von individuell angepassten Trainingsprogrammen an, die auf die spezifischen Bedürfnisse und Fähigkeiten der Athleten zugeschnitten sind.

Unterschiede

- Neuroathletik konzentriert sich auf die Integration von mentalen und kognitiven Fähigkeiten in das gesamte sportliche Training, wobei sowohl physische als auch psychische Aspekte berücksichtigt werden. Dabei wird besonderes Augenmerk auf die Entwicklung von Spielintelligenz, von Antizipation und von adaptiven Fähigkeiten, also Kompetenzen, die der Durchführung von alltäglichen Aktivitäten dienen, gelegt. Neurozentriertes Training hingegen fokussiert sich stärker auf die gezielte Verbesserung der sensorischen und motorischen Fähigkeiten durch die Stimulation und Anpassung von neuronalen Netzwerken im Gehirn.
- Während Neuroathletik in der Regel verschiedene Trainingsmethoden kombiniert, um sowohl kognitive als auch physische Fähigkeiten zu fördern, setzt neurozentriertes Training verstärkt auf Techniken wie Neuromodulation, Gehirnstimulation und die Anwendung von Technologien wie Virtual Reality, um gezielt bestimmte Gehirnregionen zu aktivieren und zu trainieren.
- Neurozentriertes Training legt einen stärkeren Fokus auf die Anwendung von Technologien und Geräten, um das Training der sensorischen und motorischen Fähigkeiten zu unterstützen. Dazu zählen beispielsweise biofeedbackgestützte Trainingsmethoden, die es ermöglichen, die Gehirnaktivität in Echtzeit zu messen und darauf basierend das Training anzupassen.

Sowohl Neuroathletik als auch neurozentriertes Training zielen darauf ab, die sportliche Leistung durch die gezielte Förderung von mentalen und kognitiven Fähigkeiten zu verbessern. Beide Ansätze nutzen neurowissenschaftliche Erkenntnisse als Grundlage ihrer Trainingsmethoden. Während sich Neuroathletik jedoch stärker auf die Integration von mentalen und kognitiven Fähigkeiten in das gesamte sportliche Training konzentriert und dabei physische und psychische Aspekte gleichermaßen berücksichtigt, legt neurozentriertes

Training einen größeren Fokus auf die gezielte Verbesserung der sensorischen und motorischen Fähigkeiten durch die Stimulation und Anpassung von neuronalen Netzwerken im Gehirn.

Die Wahl zwischen Neuroathletik und neurozentriertem Training hängt von den individuellen Bedürfnissen, Zielen und Ressourcen des Sporttreibenden ab. Es ist möglich, dass in einigen Fällen eine Kombination aus beiden Ansätzen die effektivste Methode zur Leistungssteigerung darstellt. Entscheidend ist, dass man offen für neue Erkenntnisse aus der Neurowissenschaft ist und bereit ist, diese in die Trainingsprogramme zu integrieren, um das volle Potenzial der individuellen Leistung auszuschöpfen.

In der Zukunft ist zu erwarten, dass die Grenzen zwischen Neuroathletik und neurozentriertem Training weiter verschwimmen werden, da beide Ansätze voneinander lernen und ihre Methoden entsprechend miteinander verknüpfen. Dabei könnten neue Technologien und Forschungsergebnisse eine entscheidende Rolle spielen, um die Effektivität von Trainingsmethoden weiter zu verbessern und auf die individuellen Bedürfnisse der Athleten zuzuschneiden. Letztendlich wird die kontinuierliche Weiterentwicklung beider Trainingsansätze dazu beitragen, das Verständnis der Zusammenhänge zwischen Gehirn, Körper und sportlicher Leistung zu vertiefen und neue Wege zur Leistungssteigerung zu erschließen.

Über die Anwendungsgebiete und Zielgruppen

Neuroathletik

Die Anwendungsbereiche und Zielgruppen der Neuroathletik sind vielfältig, da die grundlegenden Prinzipien auf eine breite Palette von Sportarten und Leistungsniveaus angewendet werden können, auch wenn der Fokus im Leistungssport und der Wettkampfvorbereitung liegt. Im Folgenden werden einige der wichtigsten Anwendungsbereiche und Zielgruppen dargestellt, bei denen neuroathletische Trainingsmethoden einen signifikanten Beitrag zur Verbesserung der sportlichen Leistung leisten können.

• Leistungssport

Im Leistungssport sind die Anforderungen an die Athleten besonders hoch und die Konkurrenz ist intensiv. Die Verbesserung mentaler und kognitiver Fähigkeiten durch Neuroathletik kann dazu beitragen, dass Sportler in entscheidenden Wettkampfsituationen besser abschneiden. Hier können Techniken zur Steigerung von Aufmerksamkeit, Entscheidungsfindung, Reaktionsgeschwindigkeit und Stressbewältigung einen wesentlichen Unterschied ausmachen.

- **Nachwuchssport**

Neuroathletik kann auch im Nachwuchssport eingesetzt werden, um junge Athleten von Anfang an in ihrer körperlichen und mentalen Entwicklung zu unterstützen. Indem sie frühzeitig lernen, wie sie ihre mentalen Fähigkeiten und kognitiven Prozesse im sportlichen Kontext einsetzen können, werden sie besser auf die Herausforderungen des Leistungssports vorbereitet und können ihr volles Potenzial entfalten.

- **Rehabilitation und Verletzungsprävention**

Neuroathletik kann auch im Bereich der Rehabilitation und Verletzungsprävention eine wichtige Rolle spielen. Durch gezieltes Training der propriozeptiven Wahrnehmung und sensorischen Integration können Sportler ihre Stabilität und Gleichgewichtsfähigkeiten verbessern, was wiederum das Verletzungsrisiko reduziert. Außerdem kann Neuroathletik helfen, den Rehabilitationsprozess nach Verletzungen zu beschleunigen, indem sie mentale Techniken zur Schmerzbewältigung und zur Stärkung der Motivation einsetzt.

- **Ältere Sportler**

Für ältere Sportler kann Neuroathletik dazu beitragen, die körperliche und geistige Fitness zu erhalten oder zu verbessern. Die Schwerpunkte liegen hierbei auf der Erhaltung der kognitiven Leistungsfähigkeit, der Verbesserung der Bewegungskoordination und der Vermeidung von Stürzen oder Verletzungen.

Die Neuroathletik kann somit Sportler aller Altersgruppen, Leistungsniveaus und Disziplinen in ihrer Leistungssteigerung und Wettkampfvorbereitung unterstützen. Durch die individuelle Anpassung der Trainingsmethoden an die Bedürfnisse und Ziele der jeweiligen Sporttreibenden können die positiven Effekte der Neuroathletik optimal genutzt und sportliche Leistungen sowohl kurz- als auch langfristig verbessert werden.

Neurozentriertes Training

Im Folgenden werden einige der wichtigsten Anwendungsbereiche und Zielgruppen für neurozentriertes Training im Hinblick auf Gesundheit und Alltagstauglichkeit vorgestellt.

- **Prävention und Gesundheitsförderung**

Neurozentriertes Training kann für Menschen jeden Alters und Fitnessniveaus von Vorteil sein, indem es dazu beiträgt, die neuromuskuläre Effizienz zu steigern und so die allgemeine Fitness und Gesundheit zu fördern. Durch die Verbesserung der neuromuskulären Funktion können Alltagsbewegungen leichter und effizienter ausgeführt werden, was langfristig zur Prävention von Verletzungen und Erkrankungen des Bewegungsapparates beiträgt.

- **Rehabilitation und Verletzungsprävention**

Im Bereich der Rehabilitation und Verletzungsprävention kann neurozentriertes Training dabei helfen, das Verletzungsrisiko zu reduzieren und die Genesungszeit nach Verletzungen zu verkürzen. Durch gezielte Übungen zur Verbesserung der neuromuskulären Kontrolle und Koordination können Patienten ihre Stabilität, ihr Gleichgewicht und ihre Bewegungsmuster optimieren und somit nicht nur Verletzungen vorbeugen, sondern auch schneller von bestehenden Verletzungen genesen.

- **Stressabbau und mentale Gesundheit**

Neurozentriertes Training kann auch dazu beitragen, Stress abzubauen und die mentale Gesundheit zu fördern. Die gezielte Arbeit an der neuromuskulären Funktion und Körperwahrnehmung kann zur Entspannung und Stressreduktion beitragen. Durch das Erlernen von Techniken zur besseren Körperwahrnehmung und -kontrolle können Menschen im Alltag effektiver mit Stress umgehen und ihre Lebensqualität verbessern.

- **Ältere Menschen**

Für ältere Menschen kann neurozentriertes Training dazu beitragen, die körperliche und geistige Fitness zu erhalten oder zu verbessern. Durch gezielte Übungen zur Stärkung der neuromuskulären Funktion können sie ihre Bewegungskoordination, Kraft und Balance optimieren, wodurch sie länger aktiv und gesund bleiben können. Dies ist besonders wichtig, um die Selbstständigkeit im Alltag zu erhalten und Stürze und Verletzungen zu vermeiden.

- **Sportler aller Leistungsniveaus**

Obwohl neurozentriertes Training nicht unbedingt auf Leistungssportler ausgerichtet ist, können Sportler aller Leistungsniveaus von den Übungen profitieren. Durch die Verbesserung der neuromuskulären Funktion können sie ihre Bewegungsqualität, Koordination und Körperwahrnehmung optimieren, was zu einer besseren Leistung und einer geringeren Verletzungsanfälligkeit führen kann.

- **Menschen mit körperlichen Einschränkungen**

Bei Menschen mit körperlichen Einschränkungen, wie z. B. durch Behinderungen oder chronische Erkrankungen, kann neurozentriertes Training dabei helfen, die verfügbaren körperlichen Ressourcen bestmöglich zu nutzen und die Lebensqualität zu verbessern. Individuell angepasste Übungen können dazu beitragen, die neuromuskuläre Funktion und Koordination zu optimieren und somit die Bewegungsfähigkeit und Selbstständigkeit im Alltag zu fördern.

- **Kinder und Jugendliche**

Auch für Kinder und Jugendliche kann neurozentriertes Training von Vorteil sein, indem es die Entwicklung von motorischen Fähigkeiten und Koordination unterstützt. Durch spielerische Übungen, die auf die Verbesserung der neuromuskulären Funktion abzielen, können Kinder und Jugendliche eine solide Grundlage für lebenslange körperliche Aktivität und Gesundheit schaffen.

Neurozentriertes Training kann somit für eine Vielzahl von Zielgruppen und Anwendungsgebieten eingesetzt werden, wobei der Fokus auf gesundheitlichen Aspekten und der Alltagstauglichkeit liegt. Indem es Menschen dabei unterstützt, ihre neuromuskuläre Funktion und Körperwahrnehmung zu optimieren, trägt es zur Verbesserung der Lebensqualität und der Gesundheit bei.

Neurowissenschaftliche Grundlagen - das sollten Sie wissen

Die Neurowissenschaften haben unser Verständnis von Gehirnarchitektur, Kommunikation und der Rolle des zentralen Nervensystems in der Körpersteuerung revolutioniert. Dieses Wissen ist entscheidend, um die Grundlagen der Neuroathletik zu verstehen und effektive Trainingsmethoden zu entwickeln. In diesem Kapitel betrachten wir die Hauptstrukturen des Gehirns und ihre Funktionen, die Mechanismen der neuronalen Kommunikation, die Rolle des zentralen Nervensystems in der Körpersteuerung sowie die Bedeutung der Plastizität des Gehirns und der Anpassungsfähigkeit im Sport.

Das menschliche Gehirn ist eines der komplexesten und faszinierendsten Organe, die uns bekannt sind. Mit Milliarden von Neuronen und einer nahezu unvorstellbaren Anzahl von Verbindungen zwischen ihnen ist es das Hauptquartier der Körpersteuerung und der Sitz unserer Gedanken, Emotionen und Handlungen. Um die Grundlagen der Neuroathletik zu verstehen, ist es wichtig, die Architektur des Gehirns und die Art und Weise, wie seine verschiedenen Strukturen miteinander kommunizieren, zu betrachten.

Die Hauptstrukturen des Gehirns und ihre Funktionen

Das Gehirn kann in verschiedene Hauptstrukturen unterteilt werden, die jeweils spezifische Funktionen erfüllen. Diese Strukturen arbeiten zusammen, um die vielfältigen Prozesse, die für unsere körperliche und geistige Leistungsfähigkeit verantwortlich sind, zu koordinieren und zu steuern.

• Großhirn

Das Großhirn, auch bekannt als Cerebrum, ist der größte Teil des Gehirns und umfasst die beiden Hemisphären, die durch den Balken (Corpus callosum) miteinander verbunden sind. Das Großhirn ist für höhere kognitive Funktionen wie Denken, Planen, Entscheidungsfindung und Problemlösung verantwortlich. Es ist auch der Sitz unseres Bewusstseins und unserer Persönlichkeit.

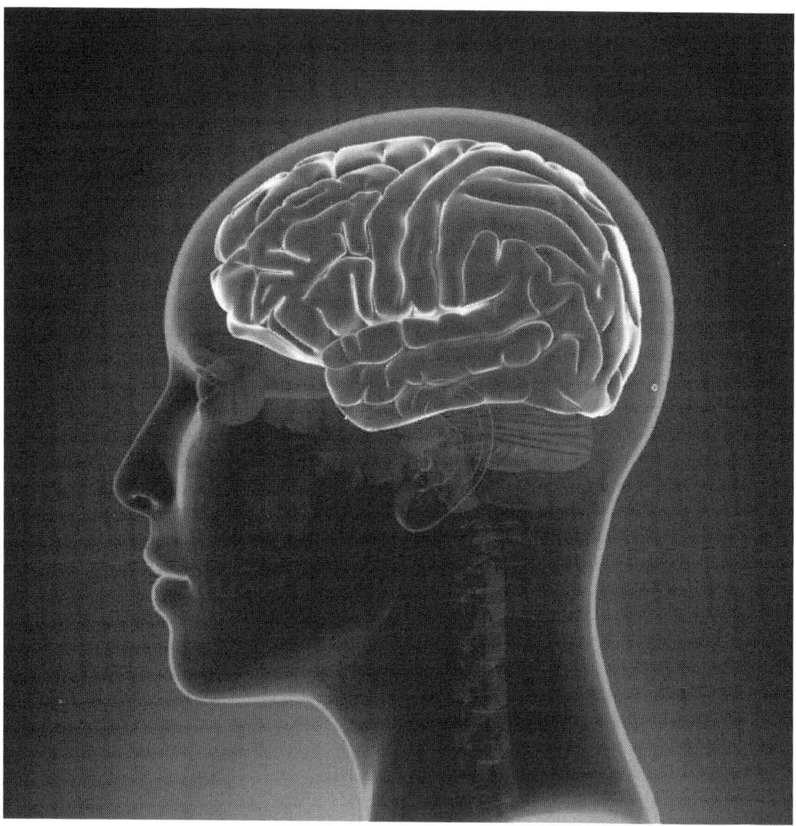

- **Kleinhirn**

Das Kleinhirn, auch Cerebellum genannt, befindet sich unterhalb des Großhirns und ist für die Koordination von Bewegungen, Gleichgewicht und Muskeltonus verantwortlich. Es spielt eine entscheidende Rolle bei der Feinabstimmung von Bewegungen und der Anpassung an sich ändernde Umgebungsbedingungen, was für die sportliche Leistung von entscheidender Bedeutung ist.

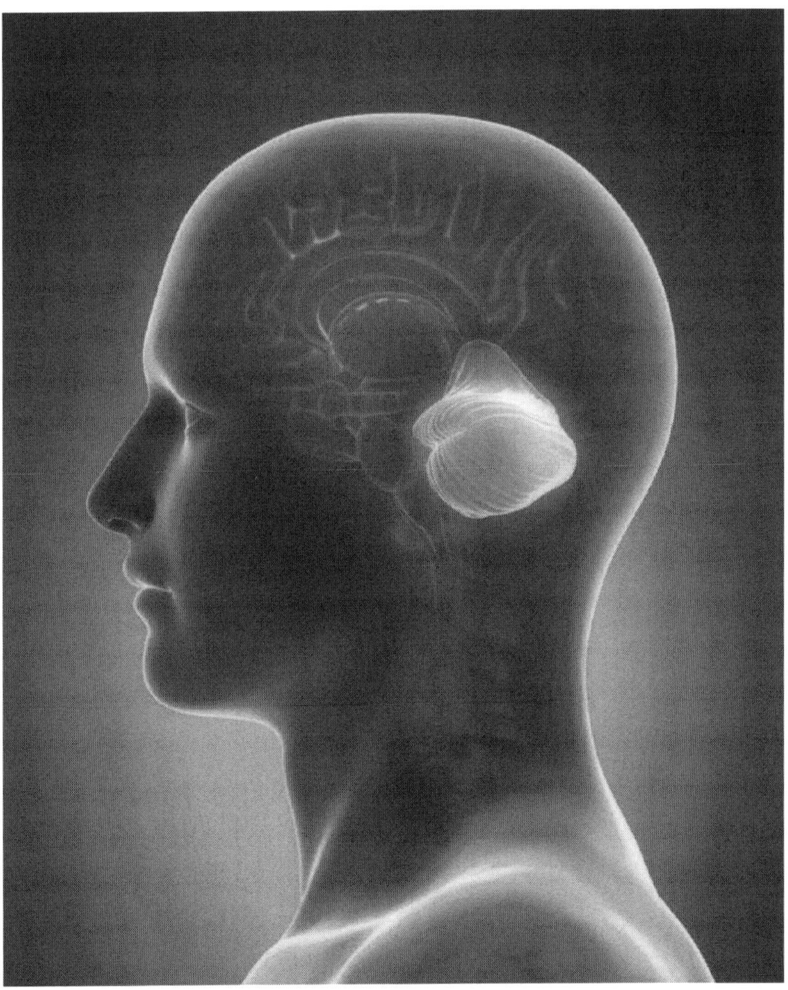

• Hirnstamm

Der Hirnstamm verbindet das Großhirn und das Kleinhirn mit dem Rückenmark und ist für grundlegende lebenserhaltende Funktionen wie Atmung, Herzschlag und Blutdruck verantwortlich. Er ist auch an der Steuerung von Reflexen und der Weiterleitung von Informationen zwischen dem Gehirn und dem Rest des Körpers beteiligt.

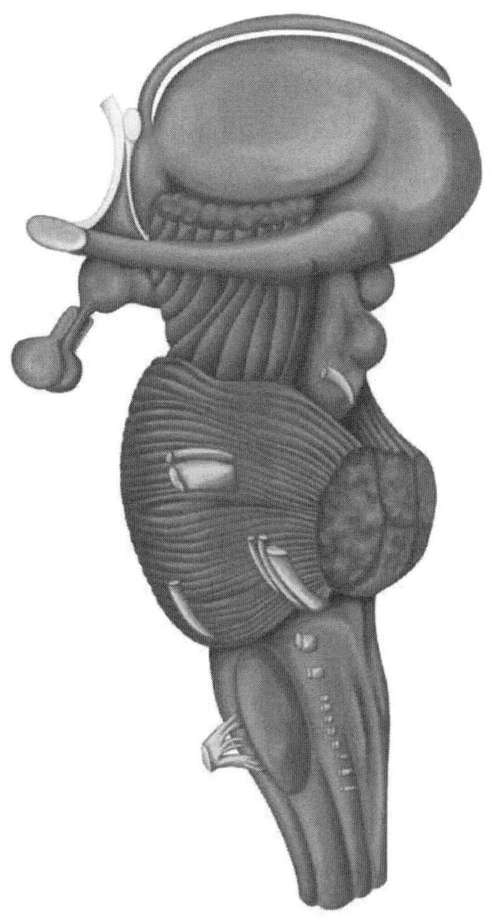

• Limbisches System

Das limbische System ist ein Netzwerk von Strukturen, das tief im Gehirn liegt und für Emotionen, Motivation und Gedächtnisbildung verantwortlich ist. Es umfasst den Hippocampus, die Amygdala, den Hypothalamus und weitere Strukturen. Im Kontext der Neuroathletik spielt das limbische System eine wichtige Rolle bei der emotionalen Regulation, der Aufrechterhaltung der Motivation und der Konsolidierung von motorischen Fähigkeiten und neuem Wissen.

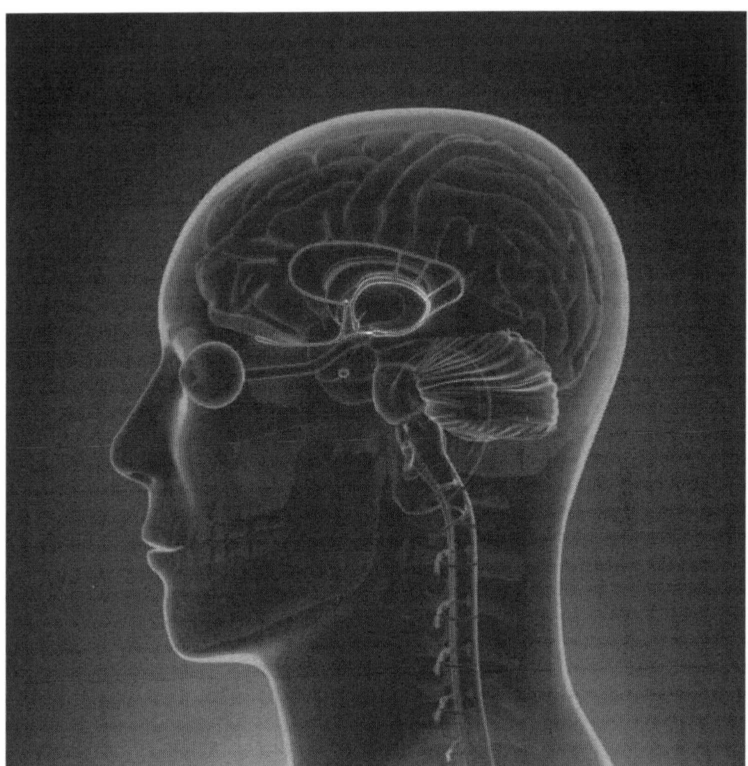

Durch das Verständnis der Hauptstrukturen des Gehirns und ihrer Funktionen gewinnen wir wertvolle Einblicke in die komplexen Prozesse, die unsere körperliche und geistige Leistungsfähigkeit beeinflussen. Diese Kenntnisse sind für die Neuroathletik von entscheidender Bedeutung, da sie dazu beitragen, gezielte Trainingsstrategien und -methoden zu entwickeln, die darauf abzielen, die verschiedenen Aspekte der Gehirnfunktion zu optimieren und somit die sportliche Leistung zu verbessern.

Neuronen, Synapsen und Kommunikation im Gehirn

Neuronen sind die grundlegenden Bausteine des Nervensystems und bilden ein komplexes und weitverzweigtes Netzwerk im Gehirn, das aus etwa 100 Milliarden Neuronen besteht. Sie sind für die Verarbeitung und Übertragung von Informationen innerhalb des Gehirns sowie zwischen dem Gehirn und dem restlichen Körper verantwortlich. Neuronen sind spezialisierte Zellen, die sich sowohl in ihrer Form als auch in ihrer Funktion von anderen Zelltypen unterscheiden.

Jedes Neuron hat einen Zellkörper, der wichtige Zellbestandteile enthält. Vom Zellkörper gehen Verästelungen aus, die Dendriten und das Axon. Dendriten sind kurze Zweige, die Informationen von anderen Neuronen empfangen und zum Zellkörper weiterleiten. Axone sind längere Zweige, die Informationen an andere Neuronen weitergeben. Manchmal sind Axone sogar mehrere Meter lang, wie bei Neuronen, die Muskeln in unseren Beinen steuern.

Neuronen kommunizieren miteinander über spezielle Verbindungen, die Synapsen genannt werden. In einer Synapse wird ein elektrisches Signal, das durch ein Axon fließt, in ein chemisches Signal umgewandelt. Dies geschieht durch die Freisetzung von chemischen Botenstoffen, den sogenannten Neurotransmittern. Wenn ein elektrisches Signal eine Synapse erreicht, werden Neurotransmitter freigesetzt und gelangen zu einem anderen Neuron.

Die Neurotransmitter binden an spezielle Empfänger auf der Oberfläche des empfangenden Neurons. Diese Bindung kann entweder anregend oder hemmend sein, je nach Art des Neurotransmitters und des Empfängers. Anregende Neurotransmitter erhöhen die Chance, dass das empfangende Neuron ein neues elektrisches Signal erzeugt, während hemmende Neurotransmitter diese Chance verringern. Das Neuron entscheidet dann, ob es ein neues elektrisches Signal erzeugt und dieses weiterleitet.

Das Zusammenspiel von Neuronen, Synapsen und der Kommunikation im Gehirn ermöglicht die Verarbeitung und Integration von sensorischen Informationen, die Steuerung von motorischen Funktionen und die Koordination kognitiver Prozesse. Das Verständnis dieser komplexen Mechanismen ist entscheidend für die Erforschung und Anwendung von Neuroathletik, da es uns ermöglicht, gezielt Trainingsmethoden zu entwickeln, die auf die Verbesserung der neuromuskulären Funktion und die Optimierung der Gehirnleistung abzielen.

Die Rolle des zentralen Nervensystems in der Körpersteuerung

Das zentrale Nervensystem (ZNS) besteht aus Gehirn und Rückenmark und ist für die Steuerung und Koordination aller körperlichen und geistigen Funktionen verantwortlich. Im Kontext der Neuroathletik ist das ZNS entscheidend für die Planung, Durchführung und Anpassung von Bewegungen, die für sportliche Leistungen erforderlich sind.

Einer der Hauptprozesse, an denen das ZNS beteiligt ist, ist die Verarbeitung von sensorischen Informationen, also Informationen, die von verschiedenen Sinnesorganen und Körperrezeptoren gesammelt werden. Diese Informationen beinhalten die Wahrnehmung von Schmerz, Berührung, Temperatur, Position und Bewegung der Gliedmaßen sowie die Verarbeitung von visuellen (sehen), auditiven (hören) und vestibulären (Gleichgewicht) Signalen. Das ZNS integriert diese vielfältigen Signale, um ein kohärentes Bild der Umwelt und des Körperzustands zu erstellen, das für die Planung und Ausführung von Bewegungen unerlässlich ist.

Sobald das ZNS die sensorischen Informationen verarbeitet hat, ist es für die Planung und Initiierung von Bewegungen verantwortlich. Dies geschieht durch die Aktivierung verschiedener Gehirnregionen, insbesondere des motorischen Kortex, des Kleinhirns und der Basalganglien. Diese Strukturen arbeiten zusammen, um motorische Befehle zu generieren, die an die Muskeln gesendet werden, um die gewünschte Bewegung auszuführen. Dabei berücksichtigt das ZNS Faktoren wie Zielsetzung, Umweltbedingungen, Körperzustand und biomechanische Einschränkungen, um optimale Bewegungsstrategien zu entwickeln.

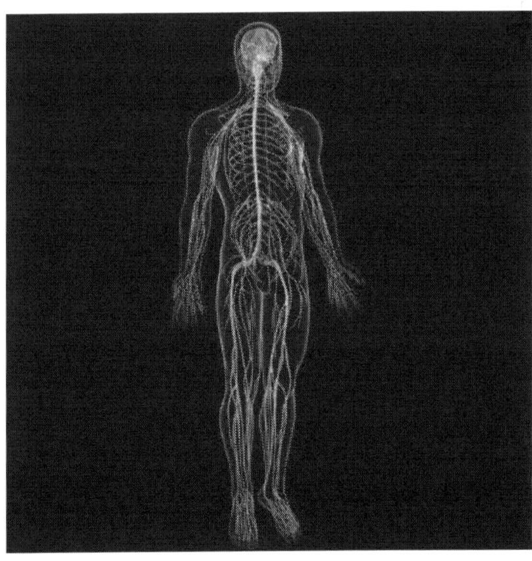

Während der Ausführung von Bewegungen ist das ZNS kontinuierlich damit beschäftigt, die Bewegung an sich ändernde Umweltbedingungen oder unerwartete Ereignisse anzupassen. Dies erfolgt durch die kontinuierliche Überwachung von sensorischen Informationen und die Modulation von motorischen Befehlen, um Muskelkraft, Geschwindigkeit und Koordination zu optimieren. Eine solche Anpassungsfähigkeit ist besonders wichtig im Sport, wo eine Reaktion auf unvorhersehbare Situationen erforderlich ist oder Sportler zum Zwecke der Leistungssteigerung ihre Technik verbessern möchten.

Das ZNS spielt auch eine entscheidende Rolle bei den motorischen Lernprozessen, bei denen Athleten ihre Bewegungsfertigkeiten durch Training und Erfahrung verfeinern. Motorisches Lernen umfasst die Anpassung und Stärkung von neuronalen Verbindungen innerhalb des ZNS sowie die Konsolidierung von neu erworbenen Fertigkeiten im Gedächtnis. Im Laufe der Zeit ermöglicht dies Sportlern, ihre Bewegungseffizienz, Präzision und Schnelligkeit zu verbessern und so ihre sportliche Leistungsfähigkeit zu steigern.

Darüber hinaus ist das ZNS auch an der Regulation von mentalen Prozessen beteiligt, die für die sportliche Leistung von Bedeutung sind, wie beispielsweise Aufmerksamkeit, Entscheidungsfindung, Motivation und Emotionskontrolle. Durch gezieltes Training und die Anwendung von neuroathletischen Prinzipien können Sportler lernen, diese mentalen Fähigkeiten zu verbessern und besser auf die Anforderungen ihres Sports einzugehen.

In den letzten Jahren hat das wachsende Verständnis der Rolle des ZNS in der Körpersteuerung und der sportlichen Leistung dazu geführt, dass immer mehr Trainingsmethoden entwickelt wurden, die sich auf die Verbesserung der neuromuskulären Funktion und die Optimierung der Gehirnleistung konzentrieren. Diese Methoden umfassen Techniken wie Neurofeedback, sensorisches Training, propriozeptives Training und kognitive Übungen, die darauf abzielen, die Kommunikation und Koordination zwischen Gehirn und Muskulatur zu verbessern.

Plastizität des Gehirns und Anpassungsfähigkeit im Sport

Die Plastizität des Gehirns, oder Neuroplastizität, bezieht sich auf seine Fähigkeit, sich im Laufe der Zeit aufgrund von Erfahrungen, Umweltreizen und Lernen zu verändern. Diese Veränderungen können sowohl strukturell, zum Beispiel durch das Wachstum neuer Neuronen oder das Knüpfen neuer Verbindungen, als auch funktionell, durch die Verstärkung oder Abschwächung bestehender Verbindungen, erfolgen. Die Plastizität des Gehirns ist von entscheidender Bedeutung für die Anpassungsfähigkeit im Sport, da sie es Athleten lebenslang ermöglicht, neue Fähigkeiten zu erlernen, ihre Leistung zu optimieren und sich an veränderte Trainings- und Wettkampfbedingungen anzupassen. Im Bereich der Neuroathletik ist die Plastizität des Gehirns von besonderer Bedeutung, da sie die Grundlage für die Verbesserung von motorischen Fähigkeiten und kognitiven Prozessen bildet, die für sportliche Leistungen entscheidend sind. Durch gezieltes Training können Sportler ihre Gehirnplastizität nutzen, um ihre motorischen Fähigkeiten, wie beispielsweise Geschicklichkeit, Schnelligkeit und Präzision, zu verfeinern und ihre kognitiven Fähigkeiten, wie Aufmerksamkeit, Entscheidungsfindung und mentale Stärke, zu verbessern.

Ein zentrales Konzept der Gehirnplastizität ist die sogenannte „use it or lose it"-Regel. Diese besagt, dass Verbindungen im Gehirn, die häufig genutzt werden, gestärkt werden, während ungenutzte Verbindungen schwächer werden oder sogar abgebaut werden können. Im Kontext der Neuroathletik bedeutet dies, dass regelmäßiges, gezieltes Training notwendig ist, um die positiven Effekte der Gehirnplastizität auf die sportliche Leistung aufrechtzuerhalten und weiter zu verbessern.

Die neurowissenschaftlichen Grundlagen bieten ein tieferes Verständnis der Gehirnarchitektur, der Kommunikation im Gehirn und der Rolle des zentralen Nervensystems in der Körpersteuerung. Das Wissen um die Plastizität des Gehirns und die Anpassungsfähigkeit im Sport bildet die Grundlage für die Entwicklung von Trainingsmethoden in der Neuroathletik, die darauf abzielen, die sportliche Leistung zu optimieren.

Wie die Informationsverarbeitung im Gehirn funktioniert

Die Informationsverarbeitung im Gehirn ist ein zentraler Aspekt der Neuroathletik, der entscheidend für die Optimierung der sportlichen Leistung ist. In diesem Kapitel werden wir uns eingehender mit den verschiedenen Phasen der Informationsverarbeitung befassen, die als Input, Interpretation und Output bezeichnet werden. Jede dieser Phasen spielt eine wichtige Rolle bei der Steuerung und Koordination der körperlichen und geistigen Funktionen, die für sportliche Leistungen erforderlich sind.

Zunächst wird der Inputprozess untersucht, bei dem das Gehirn sensorische Informationen aus der Umwelt und dem Körper aufnimmt und diese Informationen zur weiteren Verarbeitung an spezifische Gehirnregionen weiterleitet. Anschließend wird die Interpretationsphase beleuchtet, in der das Gehirn die eingehenden sensorischen Informationen verarbeitet, integriert und analysiert, um eine kohärente und bedeutsame Wahrnehmung der Umwelt und des eigenen Körperzustands zu erstellen. Schließlich werden wir uns mit dem Output befassen, der aus motorischen, kognitiven und emotionalen Reaktionen besteht, die auf der Grundlage der Informationsverarbeitung im Gehirn gesteuert werden.

Das Verständnis dieser Prozesse und ihrer Wechselwirkungen ist entscheidend für die Entwicklung von effektiven Trainingsmethoden und -strategien in der Neuroathletik, die darauf abzielen, die neuromuskuläre Funktion und die Gehirnleistung zu optimieren. Indem wir die Grundlagen der Informationsverarbeitung im Gehirn besser verstehen, können wir gezielte Interventionen entwickeln, die auf die individuellen Bedürfnisse und Ziele der Athleten abgestimmt sind und ihre Leistung auf ein neues Niveau heben.

Input: Sensorische Wahrnehmung und Informationsaufnahme im Gehirn

Unser Gehirn verarbeitet kontinuierlich Informationen aus der Umwelt und unserem Körper, um unser Verhalten und unsere körperlichen Reaktionen angemessen zu steuern. Die sensorische Wahrnehmung ist der erste Schritt in diesem Prozess und bezieht sich auf die Aufnahme und Verarbeitung von Informationen durch unsere Sinnesorgane. Unser Körper verfügt über verschiedene Sinnessysteme, die jeweils auf spezifische Umweltreize reagieren und diese Informationen an das Gehirn weiterleiten. Dazu gehören das Sehsystem, das Hörsystem, der Tastsinn, der Geschmacks- und Geruchssinn sowie das Gleichgewichts- und propriozeptive System.

- Das Sehsystem ist für die Wahrnehmung von Lichtreizen, Farben und Formen verantwortlich und spielt eine entscheidende Rolle bei der Orientierung in der Umwelt und der Koordination von Bewegungen. Informationen von den Augen werden über den Sehnerv an das Gehirn weitergeleitet, wo sie in den visuellen Arealen der Großhirnrinde verarbeitet und interpretiert werden.

Beispiel:

Angenommen, Sie sind ein Tennisspieler, der sich auf einen kommenden Aufschlag vorbereitet. Der Gegner schlägt den Ball mit hoher Geschwindigkeit auf Ihre Seite des Netzes. In diesem Moment springt Ihr Sehsystem in Aktion. Ihre Augen nehmen den hellgelben Ball gegen den blauen Himmel wahr und senden die Informationen über die Position und die Bewegung des Balls an Ihr Gehirn. Ihr Gehirn verarbeitet diese Informationen fast augenblicklich und berechnet, wohin der Ball gehen wird und wann er dort ankommen wird.

Gleichzeitig kommuniziert Ihr Gehirn mit Ihrem motorischen System, um Ihre Arme und Beine zu koordinieren, damit Sie sich in die richtige Position bewegen, den Schläger schwingen und den Ball zurückschlagen können. All dies geschieht in Bruchteilen von Sekunden und erfordert eine präzise Koordination zwischen Ihren Augen, Ihrem Gehirn und Ihrem Körper. Ohne ein effektives Sehsystem wären solche schnellen und präzisen Bewegungen kaum möglich.

- Das Hörsystem ermöglicht uns, Schallwellen wahrzunehmen und in akustische Informationen zu übersetzen. Die Schallwellen werden durch das Außenohr aufgefangen und über das Mittelohr an das Innenohr weitergeleitet, wo sie in elektrische Signale umgewandelt werden. Diese Signale werden über den Hörnerv an das Gehirn gesendet, wo sie in den auditiven Arealen der Großhirnrinde verarbeitet werden.

Beispiel:
Stellen Sie sich vor, Sie sind ein Läufer, der an einem belebten Stadtmarathon teilnimmt. Um Sie herum sind tausende andere Läufer und Zuschauer, die alle eine Vielzahl von Geräuschen erzeugen – das Stampfen von Füßen auf dem Asphalt, das Anfeuern der Menge, das Hupen von Autos in der Ferne und vielleicht sogar das rhythmische Klicken eines Metronoms eines anderen Läufers.

Ihr Hörsystem ermöglicht es Ihnen, all diese Geräusche wahrzunehmen und zu interpretieren. Sie können das Stampfen der Füße um Sie herum hören und dadurch ein Gefühl für Ihr eigenes Lauftempo im Verhältnis zu den anderen Läufern bekommen. Das Anfeuern der Menge kann Ihnen einen zusätzlichen Motivationsschub geben. Und das Hupen eines Autos kann Ihnen eine wichtige Warnung sein, um auf eine mögliche Gefahr aufmerksam zu machen.

All diese akustischen Informationen werden von Ihrem Außenohr aufgenommen, durch Ihr Mittel- und Innenohr geleitet, in elektrische Signale umgewandelt und dann an Ihr Gehirn gesendet. Ihr Gehirn verarbeitet diese Informationen und hilft Ihnen dabei, auf die Umgebung zu reagieren und Ihre Leistung anzupassen. Ohne ein effektives Hörsystem wäre es viel schwieriger, in einer so dynamischen und lauten Umgebung zu laufen.

• Der Tastsinn, auch somatosensorisches System genannt, ermöglicht uns die Wahrnehmung von Berührungen, Druck, Temperatur und Schmerz. Die Haut und andere Körpergewebe enthalten zahlreiche Rezeptoren, die auf mechanische, thermische oder noxische Reize (also Reize, die das Gewebe / die Haut schädigen könnten) reagieren und diese Informationen über das Rückenmark und aufsteigende Nervenbahnen an das Gehirn weiterleiten. In der somatosensorischen Rinde des Großhirns werden diese Informationen verarbeitet und interpretiert.

Beispiel:
Stellen Sie sich vor, Sie sind ein Kletterer, der eine steile Felswand hochklettert. Jeder Griff und jeder Tritt sind entscheidend und die kleinste Fehlbewertung kann dazu führen, dass Sie den Halt verlieren.

Ihr Tastsinn ist in diesem Szenario von entscheidender Bedeutung. Die Rezeptoren in Ihren Händen und Füßen nehmen die Textur des Felsens wahr, einschließlich aller kleinen Unebenheiten und Risse, die als Griffe und Tritte dienen können. Sie können fühlen, ob ein Griff stabil ist oder ob er unter Ihrem Gewicht nachgeben könnte.

Wenn Sie auf einen scharfen Stein treten oder sich an einem rauen Felsgriff die Hände aufschürfen, informiert Sie Ihr Tastsinn durch das Gefühl von Schmerz, dass Sie möglicherweise Ihre Technik anpassen müssen, um Verletzungen zu vermeiden.

Zusätzlich informiert Ihr Tastsinn Sie über die Position und Bewegung Ihres Körpers im Raum (dies wird als propriozeptive Wahrnehmung bezeichnet), was für die Koordination Ihrer Bewegungen unerlässlich ist.

All diese taktilen Informationen wird durch Ihren Körper aufgenommen, an Ihr Gehirn weitergeleitet und dort verarbeitet, um Ihnen dabei zu helfen, sicher und effektiv zu klettern. Ohne ein effektives somatosensorisches System wäre es nahezu unmöglich, eine solche körperliche Herausforderung zu meistern.

- Der Geschmacks- und Geruchssinn sind eng miteinander verknüpfte chemische Sinnessysteme, die für die Wahrnehmung von Geschmacks- und Geruchsstoffen verantwortlich sind. Geschmacksrezeptoren auf der Zunge und Geruchsrezeptoren in der Nasenschleimhaut senden Informationen über chemische Moleküle an das Gehirn, wo sie in den jeweiligen Rindenarealen verarbeitet werden.

Beispiel:
Stellen Sie sich vor, Sie sind ein Marathonläufer inmitten eines langen und anstrengenden Rennens. Ihre Muskeln verbrennen Kalorien und Ihr Körper verliert durch Schwitzen Flüssigkeit und Elektrolyte. Um Ihre Leistung aufrechtzuerhalten, müssen Sie regelmäßig Nahrung und Wasser zu sich nehmen.

Ihr Geschmacks- und Geruchssinn spielen eine entscheidende Rolle dabei, Ihre Nahrungsaufnahme und Ihr Trinkverhalten zu steuern. Wenn Sie z. B. einen Energieriegel essen oder ein Sportgetränk trinken, senden die Geschmacksrezeptoren auf Ihrer Zunge und die Geruchsrezeptoren in Ihrer Nase Informationen über die chemischen Bestandteile dieser Nahrungsmittel an Ihr Gehirn. Diese Informationen können Ihnen helfen, zu entscheiden, ob ein bestimmtes Nahrungsmittel oder Getränk angenehm und daher zum Verzehr geeignet ist.

Aber das ist nicht alles. Ihr Geruchssinn kann auch Ihre Leistung beeinflussen, indem er dazu beiträgt, Ihre Umgebung wahrzunehmen und Stimmungen zu regulieren. Der Geruch von frisch geschnittenem Gras auf einem Fußballplatz oder der Geruch von Chlor in einem Schwimmbad kann starke emotionale Reaktionen und Erinnerungen hervorrufen, die Motivation und Leistung beeinflussen können.

- Das Gleichgewichts- und propriozeptive System sind für die Wahrnehmung unserer Körperposition und -bewegung im Raum zuständig. Das Gleichgewichtsorgan im Innenohr detektiert Änderungen in der Kopfposition und Beschleunigung, während propriozeptive Rezeptoren in Muskeln, Sehnen und Gelenken Informationen über die Stellung und Bewegung der Körperteile liefern. Diese Informationen werden an das Kleinhirn und die Großhirnrinde weitergeleitet, wo sie zur Steuerung von Gleichgewicht, Haltung und Bewegungsabläufen beitragen.

Beispiel:
Stellen Sie sich vor, Sie sind ein Mountainbiker, der auf einer anspruchsvollen Strecke mit vielen unebenen Oberflächen, engen Kurven und steilen Abfahrten unterwegs ist. Ihr Gleichgewichtsorgan im Innenohr ist ständig damit beschäftigt, Änderungen in der Position Ihres Kopfes und der Beschleunigung zu erkennen, während Sie über Hügel und durch Kurven navigieren.

Gleichzeitig senden propriozeptive Rezeptoren in Ihren Muskeln, Sehnen und Gelenken ständig Informationen über die Position und Bewegung Ihrer Körperteile an Ihr Gehirn. Wenn Sie zum Beispiel eine enge Kurve durchfahren, wird Ihnen die Position Ihrer Arme und Beine in Bezug auf das Fahrrad und die Neigung Ihres Körpers in Bezug auf den Boden bewusst.

Diese Informationen werden von Ihrem Gehirn genutzt, um die notwendigen Anpassungen in Ihrer Haltung und Bewegung vorzunehmen, um das Gleichgewicht zu halten und eine sichere Fahrt zu gewährleisten. Sie müssen Ihr Körpergewicht verlagern, Ihre Griffstärke anpassen und Ihre Pedalbewegungen koordinieren, um die Kontrolle über das Fahrrad zu behalten und die Strecke erfolgreich zu meistern.

Interpretation: Verarbeitung, Integration und Analyse von Informationen

Sobald die sensorischen Informationen aus der Umwelt und dem Körper im Gehirn ankommen, beginnt ein faszinierender Prozess der Verarbeitung, Integration und Analyse dieser Informationen. Das Gehirn ist ständig damit beschäftigt, die eingehenden sensorischen Signale mit gespeicherten Erinnerungen, Erfahrungen und Erwartungen zu verknüpfen und zu vergleichen, um eine kohärente und bedeutsame Interpretation der Umwelt und des eigenen Körperzustands zu erstellen. Dieser Vorgang ist entscheidend, um angemessene Reaktionen und Anpassungen an sich ständig ändernde Umgebungsbedingungen und Anforderungen zu gewährleisten.

Die sensorischen Informationen aus den verschiedenen Sinnessystemen werden zunächst in spezifischen Rindenarealen des Großhirns verarbeitet und analysiert. Jede dieser Areale ist auf die Verarbeitung von Informationen aus einem bestimmten Sinnessystem spezialisiert und leitet die verarbeiteten

Informationen an andere Hirnregionen weiter, um eine umfassende Integration der Informationen zu ermöglichen. Diese enge Vernetzung verschiedener Hirnregionen ermöglicht es uns, komplexe und vielschichtige Wahrnehmungen und Interpretationen unserer Umwelt und unseres Körperzustands zu erzeugen.

Während des Prozesses der Informationsverarbeitung und -integration berücksichtigt das Gehirn auch kognitive und emotionale Aspekte der Wahrnehmung, wie Aufmerksamkeit, Motivation und emotionale Bedeutung der wahrgenommenen Reize. Diese Aspekte spielen eine wichtige Rolle bei der Filterung und Priorisierung von Informationen, um sicherzustellen, dass wir uns auf die relevantesten und dringlichsten Reize konzentrieren und angemessene Reaktionen generieren.

Ein bedeutender Aspekt des Informationsverarbeitungsprozesses im Gehirn ist dessen Fähigkeit, sich fortlaufend zu verändern und anzupassen. Diese Anpassungsfähigkeit resultiert aus der bereits erwähnten neuronalen Plastizität, die es dem Gehirn ermöglicht, auf neue Erfahrungen, Umgebungsbedingungen und Anforderungen zu reagieren. Dabei werden die Verbindungen zwischen Neuronen sowie die Stärke der synaptischen Übertragung angepasst und modifiziert.

Dank der neuronalen Plastizität sind wir in der Lage, ständig zu lernen und uns an veränderte Situationen anzupassen, wodurch unsere kognitiven und motorischen Fähigkeiten kontinuierlich verbessert werden können. Dieser Anpassungsprozess ist entscheidend, um auf die ständig wechselnden Anforderungen in verschiedenen Lebensbereichen, einschließlich Sport und Neuroathletik, angemessen reagieren zu können. Die Plastizität des Gehirns unterstreicht somit die Bedeutung der Informationsverarbeitung und Integration für die Entwicklung und Verbesserung unserer geistigen und körperlichen Leistungsfähigkeit.

Die Verarbeitung, Integration und Analyse von Informationen im Gehirn sind nicht nur komplexe, sondern auch dynamische Prozesse, die eine kohärente und bedeutsame Interpretation der Umwelt und des eigenen Körperzustands ermöglichen. Dieser Prozess ist entscheidend für unsere Fähigkeit, angemessen auf unsere Umwelt zu reagieren, und bildet die Grundlage für das Verständnis und die Verbesserung unserer kognitiven und motorischen Leistung in verschiedenen Lebensbereichen, einschließlich der Neuroathletik.

Output: Motorische, kognitive und emotionale Reaktionen

Sobald das Gehirn die sensorischen Informationen verarbeitet, integriert und analysiert hat, generiert es motorische, kognitive und emotionale Reaktionen als Antwort auf die wahrgenommenen Reize. Diese Reaktionen sind das Ergebnis einer komplexen Interaktion zwischen verschiedenen Gehirnstrukturen und bilden die Grundlage für unser Verhalten und unsere Entscheidungen im Alltag sowie im sportlichen Kontext.

- **Motorische Reaktionen**

Die motorischen Reaktionen sind direkte Antworten des Gehirns auf die sensorische Wahrnehmung und umfassen die Planung, Aktivierung und Koordination von Muskelbewegungen. Basierend auf der Interpretation der sensorischen Informationen und der aktuellen Situation plant das Gehirn die erforderlichen Bewegungen und sendet entsprechende Signale an die motorischen Neuronen, die wiederum die Muskeln aktivieren. Die präzise Koordination und Steuerung der Muskelbewegungen erfolgen durch das Zusammenspiel von Großhirn, Kleinhirn und Rückenmark. Dabei sind die motorischen Reaktionen stets flexibel und anpassungsfähig, um eine optimale Leistung in verschiedensten sportlichen Disziplinen und Aktivitäten sicherzustellen.

- **Kognitive Reaktionen**

Kognitive Reaktionen beziehen sich auf die mentalen Prozesse, die aufgrund der Informationsverarbeitung im Gehirn stattfinden. Dazu gehören beispielsweise Aufmerksamkeit, Lernen, Entscheidungsfindung, Problemlösung und Gedächtnis. Abhängig von der Situation und den wahrgenommenen Reizen muss das Gehirn unterschiedliche kognitive Fähigkeiten einsetzen, um angemessene Reaktionen zu generieren. Im sportlichen Kontext sind kognitive Fähigkeiten entscheidend für die Analyse der Spielsituation, die Antizipation von Gegnerbewegungen, die Auswahl der richtigen Strategie und die schnelle Anpassung an veränderte Bedingungen.

- **Emotionale Reaktionen**

Emotionale Reaktionen sind die affektiven Antworten unseres Gehirns auf die verarbeiteten Informationen und spielen eine wichtige Rolle für unsere Motivation, Wahrnehmung und Handlungssteuerung. Das limbische System, insbesondere die Amygdala und der Hippocampus, ist maßgeblich an der emotionalen Reaktion beteiligt. Emotionen wie Freude, Angst, Wut oder Frustration können unser Verhalten und unsere Entscheidungen im sportlichen Kontext beeinflussen und sowohl positive als auch negative Auswirkungen auf unsere Leistung haben. Emotionale Regulation und Stressbewältigung sind daher entscheidende Faktoren für die Optimierung der sportlichen Leistung und den langfristigen Erfolg.

Die motorischen, kognitiven und emotionalen Reaktionen, die auf der Grundlage der Informationsverarbeitung im Gehirn entstehen, sind eng miteinander verknüpft und beeinflussen sich gegenseitig. In der Neuroathletik ist das Verständnis dieser komplexen Wechselwirkungen von großer Bedeutung, um gezielte Trainingsmethoden und Interventionen zu entwickeln, die auf die Verbesserung der Gehirnleistung und die Optimierung der sportlichen Leistung abzielen. Dabei ist es wichtig, nicht nur die motorischen Fähigkeiten, sondern auch die kognitiven und emotionalen Aspekte der Leistung zu berücksichtigen und ein ganzheitliches Training anzubieten, das auf die individuellen Bedürfnisse und Ziele der Athleten abgestimmt ist.

Beispiele für die Anwendung der Neuroathletik:
Ein Beispiel für die Anwendung von Neuroathletik in der Praxis ist das sogenannte Neurofeedback-Training. Hierbei werden Gehirnwellen-Messungen in Echtzeit verwendet, um den Athleten ein direktes Feedback über ihre Gehirnaktivität zu geben. Dies ermöglicht ihnen, ihre Aufmerksamkeit, Entspannung oder emotionale Regulation gezielt zu trainieren und somit ihre kognitiven und emotionalen Reaktionen im Wettkampf zu verbessern.

Ein weiteres Beispiel ist das kognitive Training, das darauf abzielt, die Informationsverarbeitung und Entscheidungsfindung zu verbessern. Durch gezielte Übungen, wie Reaktionszeit- und Konzentrationstests, können Athleten lernen, schneller und präziser auf wahrgenommene Reize zu reagieren und effektivere Entscheidungen unter Zeitdruck zu treffen.

Darüber hinaus können Techniken zur emotionalen Regulation, wie Atemübungen, Meditation oder Visualisierung, eingesetzt werden, um Sportler dabei zu unterstützen, ihre Emotionen besser zu kontrollieren und Stress abzubauen. Eine verbesserte emotionale Regulation kann dazu beitragen, ein optimales Aktivierungsniveau im Wettkampf zu erreichen und die Leistungsfähigkeit zu maximieren. Auf diese Weise ermöglicht das Verständnis der motorischen, kognitiven und emotionalen Reaktionen, die auf der Informationsverarbeitung im Gehirn basieren, die Entwicklung gezielter Trainingsansätze in der Neuroathletik.

Gehirnareale und ihre Bedeutung im sportlichen Kontext

Im sportlichen Kontext spielen verschiedene Gehirnareale eine wichtige Rolle bei der Planung, Durchführung und Anpassung von Bewegungen sowie der Verarbeitung von sensorischen Informationen und kognitiven Prozessen. Im Folgenden werden einige der wichtigsten Gehirnareale und ihre Funktionen im Zusammenhang mit sportlicher Leistung vorgestellt:

- **Motorcortex**

Der primäre Motorcortex, der sich in der präzentralen Furche des Großhirns befindet, ist für die Steuerung und Koordination von willkürlichen Bewegungen verantwortlich. Er sendet motorische Befehle an die Muskeln und spielt eine entscheidende Rolle bei der Planung und Ausführung von präzisen und koordinierten Bewegungen, die für sportliche Leistungen erforderlich sind.

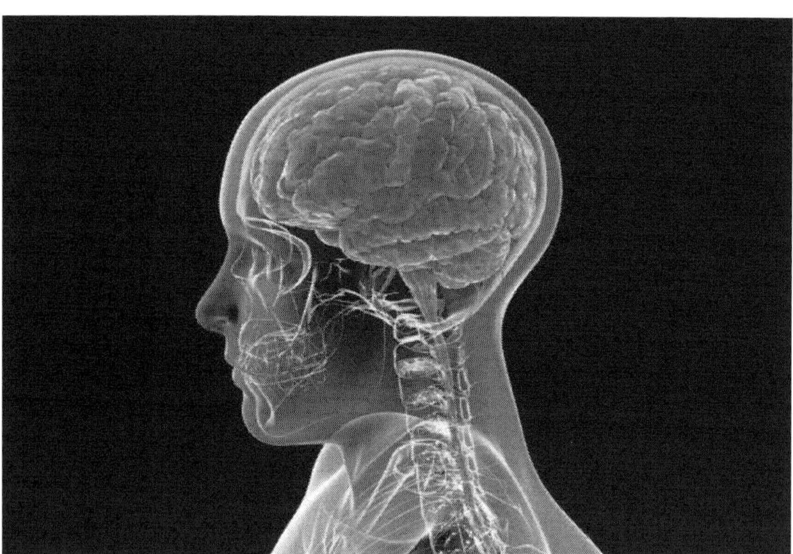

Beispielsituation:
Beim Tennisspielen ist der primäre Motorcortex essentiell, da er präzise und koordinierte Bewegungen steuert. Er ermöglicht es Ihnen, auf einen schnellen Aufschlag zu reagieren, indem er Signale an verschiedene Muskeln sendet, um den Ball erfolgreich zu treffen. Ohne ihn könnten Sie nicht auf die dynamischen Anforderungen des Spiels reagieren.

- **Somatosensorischer Cortex**

Der primäre somatosensorische Cortex, der sich in der postzentralen Furche des Großhirns befindet, ist für die Verarbeitung von sensorischen Informationen aus dem Körper verantwortlich, wie z. B. Berührungen, Druck, Temperatur und Schmerz. Er spielt eine wichtige Rolle bei der Wahrnehmung des Körperzustands und der Umgebung und trägt zur Anpassung von Bewegungen und der Aufrechterhaltung des Gleichgewichts bei.

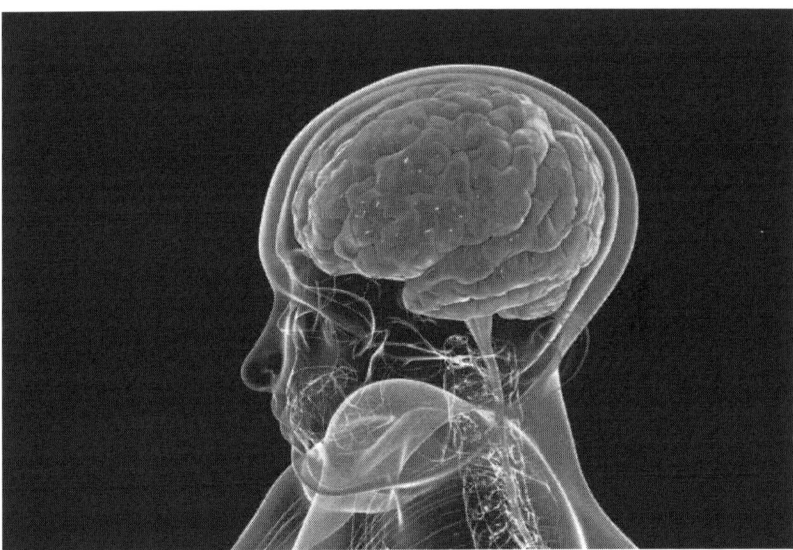

Beispielsituation:
Da der primäre somatosensorische Cortex körperliche Empfindungen wie Temperatur oder Druck verarbeitet, ermöglicht er beispielsweise einem Läufer, die Bodenbeschaffenheit unter seinen Füßen zu fühlen und seine Bewegungen entsprechend anzupassen, um ein Stolpern oder Rutschen zu vermeiden.

- **Präfrontaler Cortex**

Der präfrontale Cortex, der sich im vorderen Teil des Großhirns befindet, ist an höheren kognitiven Funktionen beteiligt, wie Entscheidungsfindung, Aufmerksamkeit, Planung und Arbeitsgedächtnis. Im sportlichen Kontext ist der präfrontale Cortex wichtig für die strategische Planung und die Fähigkeit, schnell und effektiv auf sich ändernde Umgebungsbedingungen zu reagieren.

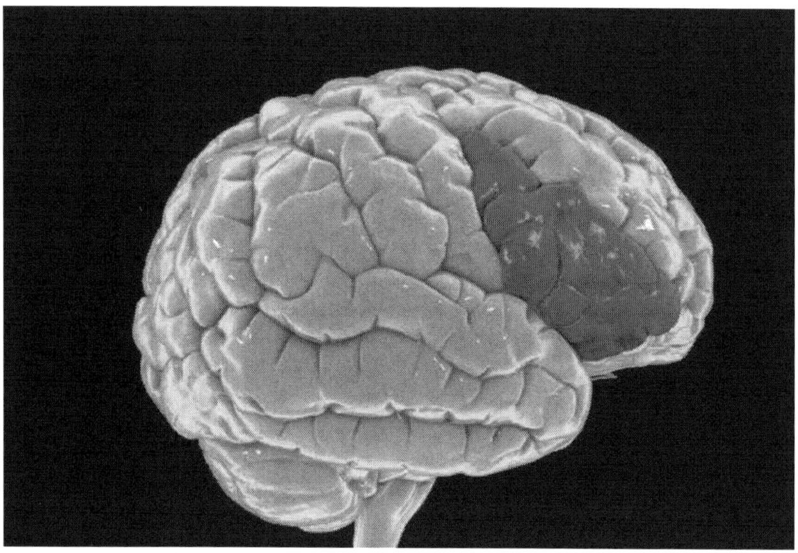

Beispielsituation:
Der präfrontale Cortex spielt eine entscheidende Rolle im Fußball, einem Sport, der schnelle Entscheidungen und strategisches Denken erfordert. Er ermöglicht es dem Spieler, seine nächste Aktion zu planen, wie etwa einen Pass oder einen Dribbelzug, während er gleichzeitig die Position seiner Gegner und Mitspieler berücksichtigt.

- **Basalganglien**

Die Basalganglien sind eine Gruppe von Kernstrukturen, die tief im Gehirn liegen und an der Steuerung von Bewegungen, der Lernfähigkeit und der motorischen Planung beteiligt sind. Sie sind wichtig für die Feinabstimmung von Bewegungen, die Entwicklung von motorischen Fertigkeiten und die Automatisierung von Bewegungsabläufen im sportlichen Kontext.

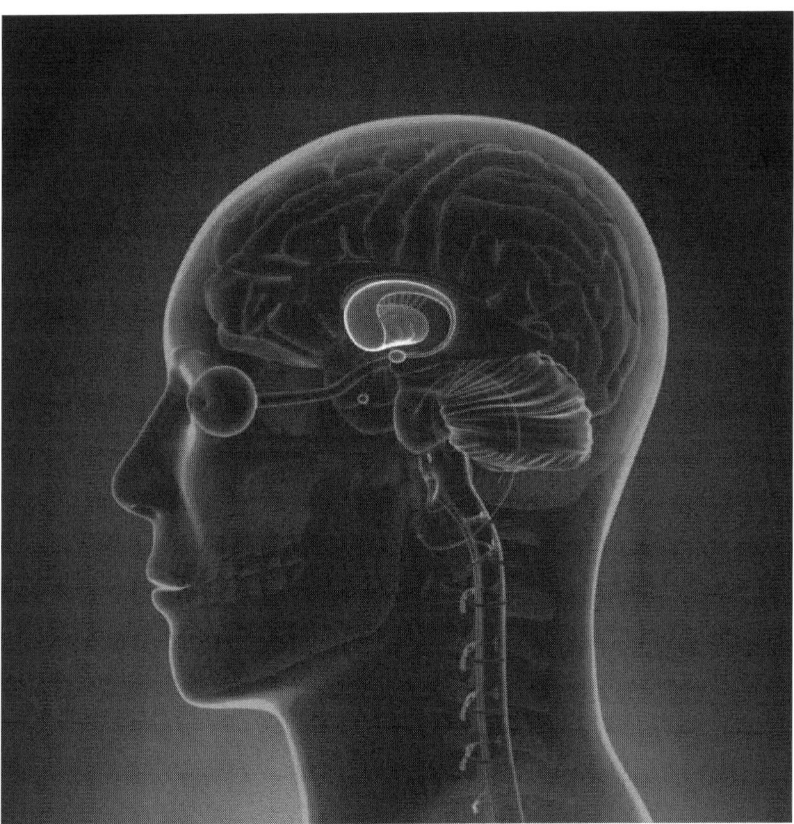

Beispielsituation:
Beim Basketball sind die Basalganglien von entscheidender Bedeutung, da sie helfen, Bewegungen zu verfeinern und motorische Fähigkeiten zu entwickeln. Sie ermöglichen es dem Spieler, einen komplexen Bewegungsablauf, wie einen Dribbel oder Wurf, zu automatisieren, sodass er mit der Zeit immer flüssiger und genauer wird.

- **Kleinhirn**

Das Kleinhirn, wie bereits erwähnt, ist für die Koordination von Bewegungen, das Gleichgewicht und den Muskeltonus verantwortlich. Es spielt eine entscheidende Rolle bei der Feinabstimmung von Bewegungen und der Anpassung an sich ändernde Umgebungsbedingungen, was für die sportliche Leistung von entscheidender Bedeutung ist.

Beispielsituation:
Beim Skifahren ist das Kleinhirn äußerst wichtig, da es hilft, Bewegungen zu koordinieren und das Gleichgewicht aufrechtzuerhalten. Wenn der Skifahrer eine Piste hinunterfährt, passt das Kleinhirn die Körperbewegungen an die sich ständig ändernden Geländebedingungen an, indem es Feinabstimmungen vornimmt, die eine stabile Haltung und eine sichere Navigation ermöglichen.

- **Limbisches System**

Das limbische System, das aus Strukturen wie dem Hippocampus, der Amygdala und dem Hypothalamus besteht, ist für Emotionen, Motivation und Gedächtnisbildung verantwortlich. Im sportlichen Kontext spielt das limbische System eine wichtige Rolle bei der emotionalen Regulation, der Aufrechterhaltung der Motivation und der Konsolidierung von motorischen Fähigkeiten und neuem Wissen.

Beispielsituation:
Beim Marathonlaufen spielt das limbische System eine entscheidende Rolle. Der Hippocampus hilft dabei, sich an die spezifischen Laufstrategien und Routen zu erinnern, die während des Trainings erlernt wurden. Die Amygdala reguliert die emotionalen Reaktionen auf Stress, wie die Erschöpfung während des Laufs, und hilft dabei, Ruhe und Fokus zu bewahren. Der Hypothalamus hält die Motivation aufrecht, indem er Belohnungssignale sendet, wenn der Läufer wichtige Meilensteine erreicht, wie beispielsweise die Halbmarathonmarke.

Die Kenntnis der verschiedenen Gehirnareale und ihrer Funktionen im sportlichen Kontext ermöglicht es Trainern, Sportwissenschaftlern und Athleten, gezielte Trainingsstrategien und Interventionen zu entwickeln, um die sportliche Leistung zu optimieren. Durch das Verständnis der zugrunde liegenden neuronalen Prozesse und der Rolle, die verschiedene Gehirnareale bei der Steuerung und Anpassung von Bewegungen spielen, können wir effektivere Trainingsmethoden entwickeln, die auf die individuellen Bedürfnisse und Fähigkeiten jedes Sportlers zugeschnitten sind.

Zudem kann das Wissen über die Gehirnareale und ihre Bedeutung im sportlichen Kontext dazu beitragen, Rehabilitation und Regeneration nach Verletzungen oder längeren Trainingspausen zu unterstützen. Durch gezielte neuronale Stimulation und Anpassung von Trainingsprogrammen kann die Plastizität des Gehirns genutzt werden, um verloren gegangene Fähigkeiten wiederherzustellen und das Risiko von erneuten Verletzungen zu minimieren.

Der Einfluss mentaler Faktoren auf die sportliche Leistung

Nun werden wir uns eingehend mit der Rolle mentaler Faktoren bei der sportlichen Leistung auseinandersetzen und ihre Bedeutung für den Erfolg von Athleten aufzeigen. Dabei legen wir besonderes Augenmerk auf die Aspekte Aufmerksamkeit, Motivation und Emotionen im Sport. Darüber hinaus werden wir die Rolle von Neurotransmittern und Hormonen in der Gehirn-Körper-Interaktion und deren Einfluss auf die sportliche Leistung untersuchen. Schließlich werden wir die Bedeutung von Fokus und Konzentration als entscheidende Faktoren für den Erfolg von Sportlern betonen.

Die mentale Stärke und die Fähigkeit, sich auf das Wesentliche zu konzentrieren, sind entscheidend, um sein volles Potenzial auszuschöpfen. Daher ist es wichtig, die verschiedenen mentalen Faktoren zu verstehen und ein solides Fundament für mentale Techniken und Übungen aufzubauen, die in einem späteren Kapitel ausführlich behandelt werden. In diesem Kapitel werden Sie wissenschaftliche Erkenntnisse gewinnen und Ihr Verständnis für die mentalen Aspekte im Sport vertiefen.

Gemeinsam werden wir die wichtigen Aspekte mentaler Faktoren im Sport erkunden und herausfinden, wie Sie diese gezielt einsetzen können, um Ihre sportliche Leistung zu verbessern und Ihre individuellen Ziele zu erreichen. Durch das Wissen, das Sie in diesem Kapitel erlangen, werden Sie bestens vorbereitet sein, um im späteren Kapitel „Mentale Techniken und Übungen zur Leistungssteigerung" von den praktischen Ratschlägen, Ideen und Übungen zu profitieren und Ihr Training noch erfolgreicher zu gestalten.

Bedeutung von Aufmerksamkeit, Motivation und Emotionen im Sport

Aufmerksamkeit, Motivation und Emotionen sind zentrale Elemente, die das sportliche Erleben und die Leistungsfähigkeit nachhaltig beeinflussen. Sie sind untrennbar miteinander verflochten und wirken als treibende Kräfte, die Sportlerinnen und Sportler dazu bringen, immer wieder an ihre Grenzen zu gehen und persönliche Bestleistungen zu erzielen. In diesem Abschnitt werden wir die Bedeutung dieser mentalen Faktoren im Sport vertiefen und ihre vielfältigen Auswirkungen auf das sportliche Geschehen beleuchten.

Die Aufmerksamkeit ist wie ein Scheinwerfer, der das Licht der Wahrnehmung auf ausgewählte Aspekte unserer Umwelt und unserer körperlichen Empfindungen richtet. Im Sport ist es von entscheidender Bedeutung, die

Aufmerksamkeit bewusst und gezielt auf relevante Reize zu lenken, um schnelle und präzise Entscheidungen treffen zu können. Eine gut geschulte Aufmerksamkeit ermöglicht es Sportlern, sich auf das Wesentliche zu konzentrieren und Ablenkungen auszublenden, wodurch sie ihre Reaktionszeiten und die Qualität ihrer Bewegungen verbessern können. Die Fähigkeit, zwischen verschiedenen Aufmerksamkeitsformen, wie fokussierter, geteilter oder peripherer Aufmerksamkeit, zu wechseln, ist für sportliche Höchstleistungen unerlässlich.

Motivation ist der innerliche Antrieb, der uns dazu bewegt, uns Ziele zu setzen, Herausforderungen anzunehmen und kontinuierlich an uns zu arbeiten. Im Sport ist Motivation der Schlüssel zum langfristigen Erfolg. Sie treibt uns dazu, diszipliniert zu trainieren, unsere Komfortzone zu verlassen und uns mit Entschlossenheit und Beharrlichkeit unseren Zielen zu nähern. Eine starke innere Motivation kann uns helfen, Rückschläge und Misserfolge besser zu verkraften und uns auf unserem Weg zur Spitzenleistung unbeirrbar voranzubringen. Die unterschiedlichen Formen der Motivation, wie intrinsische und extrinsische Motivation, beeinflussen die Leistungsbereitschaft und die Zufriedenheit mit den erreichten Ergebnissen.

Emotionen sind die Farben, die unser sportliches Erleben ausmalen und unserer Leistung Tiefe und Bedeutung verleihen. Sie sind das Salz in der Suppe, das unsere sportlichen Erfahrungen einzigartig und unvergesslich macht. Im Sport können Emotionen sowohl leistungsfördernd als auch leistungshemmend wirken. Freude, Begeisterung und Selbstvertrauen können uns Flügel verleihen und unsere Leistung auf ungeahnte Höhen katapultieren. Angst, Frustration und Selbstzweifel hingegen können uns lähmen und unser wahres Potenzial untergraben. Ein bewusster Umgang mit Emotionen und die Fähigkeit, sie für sich arbeiten zu lassen, sind daher von großer Bedeutung für den sportlichen Erfolg.

Neben diesen grundlegenden mentalen Faktoren spielen auch kognitive Prozesse wie Entscheidungsfindung, Antizipation und Gedächtnis eine entscheidende Rolle in der sportlichen Leistung. Die Fähigkeit, in Bruchteilen von Sekunden Entscheidungen zu treffen und zukünftige Ereignisse oder Handlungen der Gegner zu antizipieren, kann den Unterschied zwischen Erfolg und Misserfolg ausmachen. Erfolgreiche Sportlerinnen und Sportler besitzen ein ausgeprägtes Gedächtnis für Bewegungsmuster, Taktiken und Strategien, das ihnen hilft, in jeder Situation angemessen zu reagieren.

Die Dynamik zwischen Aufmerksamkeit, Motivation, Emotionen und kognitiven Prozessen bildet das Herzstück der mentalen Stärke im Sport. Um ihr volles Potenzial auszuschöpfen, ist es entscheidend, diese mentalen Faktoren gezielt zu fördern und in das tägliche Training zu integrieren. Durch ein bewusstes Training dieser Aspekte können Sportler ihre mentalen Ressourcen optimieren, um in Wettkampfsituationen die bestmögliche Leistung abzurufen. Wenn wir also lernen, unsere mentalen Ressourcen optimal zu nutzen, können wir unsere sportliche Leistung steigern, unsere Ziele erreichen und unsere persönlichen Grenzen überschreiten.

Die Rolle von Neurotransmittern und Hormonen in der Gehirn-Körper-Interaktion

Neurotransmitter und Hormone sind chemische Botenstoffe, die eine entscheidende Rolle bei der Kommunikation zwischen Gehirn und Körper spielen und somit erheblichen Einfluss auf unsere sportliche Leistung haben. Sie sind an einer Vielzahl von Prozessen beteiligt, wie der Regulierung von Emotionen, Motivation, Aufmerksamkeit und der Steuerung von Bewegungen.

Neurotransmitter sind chemische Substanzen, die im Gehirn produziert werden und die Kommunikation zwischen Neuronen ermöglichen. Sie beeinflussen unter anderem unsere Stimmung, Wachheit, Konzentration und Reaktionsgeschwindigkeit. Einige wichtige Neurotransmitter im sportlichen Kontext sind Dopamin, Serotonin und Noradrenalin.

- Dopamin ist ein Neurotransmitter, der eine zentrale Rolle bei den Belohnungs- und Motivationssystemen unseres Gehirns spielt. Ein Anstieg des Dopaminspiegels kann zu erhöhter Motivation, gesteigerter Konzentration und besserer Stimmung führen, was sich positiv auf die sportliche Leistung auswirkt.
- Serotonin ist ein weiterer Neurotransmitter, der unsere Stimmung, Emotionen und unseren Schlaf-Wach-Rhythmus beeinflusst. Ein ausgewogenes Serotoninniveau hilft dabei, Stress abzubauen, die Stimmung zu verbessern und die mentale Belastbarkeit im Sport zu erhöhen.
- Noradrenalin wiederum wirkt auf das Aktivierungsniveau und die Wachheit, was besonders wichtig für die Konzentration und Reaktionsfähigkeit in schnellen und dynamischen Sportarten ist.

Hormone sind chemische Botenstoffe, die von verschiedenen Drüsen im Körper produziert und ins Blut abgegeben werden. Sie wirken auf verschiedene Organe und Systeme, um physiologische Reaktionen und Anpassungen zu steuern. Im sportlichen Kontext sind vor allem Stresshormone, wie Cortisol und Adrenalin, sowie anabole Hormone, wie Testosteron und Wachstumshormon, von Bedeutung.

Cortisol und Adrenalin werden in Stresssituationen freigesetzt und können sowohl positive als auch negative Auswirkungen auf die sportliche Leistung haben. In optimalen Mengen können sie die Konzentration, Reaktionsgeschwindigkeit und Muskelkraft steigern. Allerdings kann ein anhaltend erhöhter Cortisolspiegel zu Erschöpfung, einem erhöhten Stressniveau und zu Leistungsabfall führen. Anabole Hormone wie Testosteron und Wachstumshormone sind für das Muskelwachstum, die Regeneration und die Anpassung an das Training verantwortlich.

Das Zusammenspiel von Neurotransmittern und Hormonen im Gehirn und Körper beeinflusst also maßgeblich die sportliche Leistung. Ein besseres Verständnis dieser komplexen Interaktionen ermöglicht es uns, gezielte Strategien zur Optimierung der mentalen und körperlichen Leistungsfähigkeit im Sport zu entwickeln und so unser Potenzial besser auszuschöpfen.

Fokus und Konzentration als entscheidende Faktoren

Die Bedeutung von Fokus und Konzentration im Sport kann kaum überschätzt werden, da sie für sportliche Höchstleistungen und den Erfolg von Athleten, unabhängig von ihrem Leistungsstand, entscheidend sind. Sie ermöglichen es Sportlern, ihre körperlichen Fähigkeiten optimal einzusetzen, indem sie Ablenkungen ausblenden und sich ganz auf ihre Aufgabe konzentrieren.

Beispiel:
Stellen Sie sich einen Turner vor, der inmitten einer lauten und unruhigen Umgebung eine komplexe und riskante Übung ausführt. Oder denken Sie an einen Tennisprofi, der in einem entscheidenden Match den Matchball präzise und kraftvoll schlägt. In solchen Momenten ist die Fähigkeit, sich voll und ganz auf die bevorstehende Aufgabe zu konzentrieren und Ablenkungen zu ignorieren, entscheidend für den Erfolg. Sportler trainieren daher ihre Fähigkeit, externe Störungen wie Geräusche und Zuschauer oder die Anwesenheit anderer Mitstreiter auszublenden, während sie gleichzeitig interne Ablenkungen, wie negative Gedanken oder Emotionen, erkennen und bewältigen. Dieser Prozess ist entscheidend, um den Geist auf die bevorstehende Leistung zu konzentrieren und Höchstleistungen zu erreichen.

Doch wie schaffen es Sportler, diesen Grad an Fokus und Konzentration zu erreichen?

Eine wichtige Komponente ist die selektive Aufmerksamkeit.

Definition: selektive Aufmerksamkeit

Selektive Aufmerksamkeit bezeichnet die Fähigkeit des Gehirns, bestimmte Informationen aus einer Vielzahl von Reizen bewusst zu fokussieren und andere zu ignorieren. Dabei konzentriert man sich auf bestimmte Aspekte der Umgebung, während andere, weniger relevante Informationen ausgeblendet werden. Dies ist ein wichtiger Prozess, da es unmöglich wäre, alle gleichzeitig eintreffenden Sinnesinformationen zu verarbeiten. Daher hilft die selektive Aufmerksamkeit dabei, die mentale Verarbeitung auf die wichtigsten Informationen zu beschränken.

Diese Fähigkeit erlaubt es Sportlern, sich gezielt auf bestimmte Aspekte der Umgebung oder des eigenen Körpers zu konzentrieren und irrelevante Reize auszublenden. So trainieren sie häufig, ihre Aufmerksamkeit auf wichtige Hinweisreize zu lenken, wie etwa den Ball, die Bewegungen des Gegners oder den eigenen Atem.

Darüber hinaus spielt die Präsenz im Hier und Jetzt eine entscheidende Rolle. Das Training der Achtsamkeit hilft Sportlern dabei, den Fokus auf den gegenwärtigen Moment zu richten und sich nicht von Gedanken über vergangene Fehler oder zukünftige Herausforderungen ablenken zu lassen. Durch die Konzentration auf den gegenwärtigen Moment können Sportler ihre Leistung im Hier und Jetzt optimieren.

Mentale Routinen und Rituale können ebenfalls dazu beitragen, den Fokus und die Konzentration vor und während des Trainings oder Wettkampfs zu fördern. Solche Routinen reichen von bewusstem Ein- und Ausatmen über das Wiederholen positiver Affirmationen bis hin zum Durchführen einer bestimmten Bewegungsabfolge. Individuell abgestimmt, helfen sie dabei, den Geist zu fokussieren und den Sportler in einen optimalen Leistungszustand zu versetzen.

Ein weiterer wesentlicher Aspekt ist die Selbstregulation, die es Sportlern ermöglicht, ihren mentalen Zustand aktiv zu steuern und anzupassen.

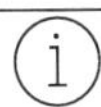

Definition: Selbstregulation

Die Selbstregulation umfasst die Fähigkeit, in anspruchsvollen Situationen ruhig und gelassen zu bleiben sowie den Umgang mit Druck und Stress selbstständig zu regulieren.

Durch effektive Selbstregulation können Sportler ihre Emotionen kontrollieren und ihre Energie auf die Bewältigung der sportlichen Herausforderungen lenken.

Die Beherrschung von Fokus und Konzentration ist ein lebenslanger Prozess, der stetige Übung und Hingabe erfordert, aber der Aufwand lohnt sich, da sie entscheidend für den Erfolg in jeder Sportart sind. Durch gezieltes Training und kontinuierliche Anwendung dieser mentalen Fertigkeiten können Athleten ihre Leistung verbessern, ihre Bestleistung in kritischen Momenten abrufen und ihre sportlichen Ziele erreichen. Fokus und Konzentration, zusammen mit selektiver Aufmerksamkeit, Präsenz im gegenwärtigen Moment, mentalen Routinen und Techniken zur Bewältigung von Ablenkungen, bilden die Grundlage für eine starke geistige Leistungsfähigkeit im Sport. Sportler, die sich auf die kontinuierliche Weiterentwicklung dieser Fähigkeiten konzentrieren und sie beherrschen, werden nicht nur ihre sportlichen Ziele erreichen, sondern auch über sich hinauswachsen und neue Höhen der Leistung erzielen.

Neuroanatomische Grundlagen – wie Körper und Gehirn kommunizieren

Dieses Kapitel befasst sich mit den neuroanatomischen Grundlagen, die dem Zusammenspiel von Körper und Gehirn zugrunde liegen. Der Fokus liegt auf den zentralen Aspekten, die für die Steuerung und Koordination von Bewegungen relevant sind, und auf den verschiedenen Sinnessystemen, die in der Sportpraxis eine wichtige Rolle spielen. Darüber hinaus befasst sich dieses Kapitel mit den Faktoren, die die körperliche Leistungsfähigkeit beeinflussen, und zeigt auf, wie diese Faktoren gezielt genutzt werden können, um die sportliche Leistung zu optimieren. Themen wie die Bedeutung von Genetik, Umwelt, Training, Ernährung und Regeneration im Zusammenhang mit der Neuroathletik werden behandelt.

Die Bewegungssteuerung und ihre Hierarchie

Über die Hierarchie der bewegungssteuernden Systeme

Die Fähigkeit, sich effizient und koordiniert zu bewegen, ist für sportliche Leistungen von entscheidender Bedeutung. Um Bewegungen auszuführen, kommunizieren verschiedene Teile des Nervensystems miteinander und arbeiten in einer hierarchischen Struktur zusammen. Dieses hierarchische System der Bewegungssteuerung besteht aus verschiedenen Ebenen, die jeweils eine spezifische Rolle in der Planung, Ausführung und Anpassung von Bewegungen spielen.

Die oberste Ebene der Hierarchie ist das Gehirn, insbesondere die motorischen und sensorischen Areale wie der motorische Kortex, der somatosensorische Kortex und das Kleinhirn. Diese Bereiche sind für die Planung und Koordination von Bewegungen zuständig. Sie erhalten Informationen von den unteren Ebenen über den aktuellen Zustand des Körpers und die Umgebung, um die Bewegungen entsprechend anzupassen.

Die mittlere Ebene der Hierarchie umfasst das Rückenmark und die verschiedenen Nervenzentren, die die grundlegenden Bewegungsmuster steuern. Diese Ebene ist verantwortlich für die Aktivierung von Muskeln und die Anpassung der Bewegungen an die Gegebenheiten der Umwelt, wie zum Beispiel das Anpassen des Gangs an eine unebene Oberfläche.

Die unterste Ebene der Hierarchie besteht aus den Muskeln und den peripheren Nerven, die die tatsächlichen Bewegungen ausführen. Sie erhalten

Anweisungen von den höheren Ebenen und setzen diese in konkrete Bewegungen um. Hier spielt das sogenannte Muskelgedächtnis eine wichtige Rolle, welches im Grunde motorisches Lernen bezeichnet. Durch wiederholtes Üben von Bewegungen werden neuronale Verbindungen im Gehirn gestärkt, was zu einer effizienteren und präziseren Ausführung von Bewegungen führt.

Die hierarchische Organisation der bewegungssteuernden Systeme ist ein faszinierendes und komplexes Netzwerk, das dafür sorgt, dass wir uns effizient und an unsere Umgebung angepasst bewegen können. Die Kenntnis dieser Zusammenhänge ermöglicht es uns, gezielt an Schwachstellen zu arbeiten und die sportliche Leistung zu optimieren. Im nächsten Abschnitt werden wir uns näher mit der Rolle von motorischen und sensorischen Arealen im Gehirn befassen und ihre Bedeutung für die Bewegungssteuerung erläutern.

Die Rolle von motorischen und sensorischen Arealen im Gehirn

Um die Bedeutung von motorischen und sensorischen Arealen im Gehirn für die Bewegungssteuerung besser zu verstehen, ist es wichtig, die verschiedenen Funktionen dieser Bereiche und ihre Zusammenarbeit zu beleuchten. Diese Areale sind zentral für die Planung, Ausführung und Anpassung von Bewegungen und ermöglichen es uns, unsere körperlichen Fähigkeiten in verschiedensten sportlichen Disziplinen effektiv einzusetzen.

Motorische Areale im Gehirn, wie zum Beispiel der motorische Kortex, sind für die Planung und Initiierung von Bewegungen verantwortlich. Der motorische Kortex ist in der Regel in zwei Hauptbereiche unterteilt: den primären motorischen Kortex (M1) und den prämotorischen Kortex. Der primäre motorische Kortex ist für die direkte Steuerung von Muskelbewegungen zuständig, während der prämotorische Kortex eine Rolle bei der Planung und Vorbereitung von Bewegungen spielt. Diese beiden Bereiche arbeiten eng zusammen, um die für die Ausführung von Bewegungen erforderlichen Signale an die Muskeln und das Rückenmark zu senden.

Sensorische Areale, wie der somatosensorische Kortex, verarbeiten hingegen Informationen über den Zustand des Körpers und die Umgebung, die sie von verschiedenen Sinnessystemen, wie dem propriozeptiven, vestibulären und visuellen System, erhalten. Diese Informationen sind entscheidend für die Anpassung von Bewegungen an die jeweiligen Gegebenheiten und für die Koordination von Bewegungsabläufen. Das somatosensorische Kortex ist dabei in verschiedene Regionen unterteilt, die jeweils für die Verarbeitung spezifischer sensorischer Informationen zuständig sind.

Das Kleinhirn, ein weiterer wichtiger Teil des Gehirns für die Bewegungssteuerung, ist für die Feinabstimmung und Koordination von Bewegungen zuständig. Es erhält Informationen von den motorischen und sensorischen Arealen und ist insbesondere für das Timing und die Präzision von Bewegungen verantwortlich. Die verschiedenen motorischen und sensorischen Areale im Gehirn sind also eng miteinander vernetzt und arbeiten zusammen, um eine präzise und effiziente Bewegungssteuerung zu ermöglichen. Durch die Kenntnis dieser Zusammenhänge können Sportler und Trainer gezielt Trainingsmethoden einsetzen, die auf die Verbesserung der Kommunikation und der Koordination zwischen diesen Arealen abzielen. Dies wiederum kann zu einer verbesserten sportlichen Leistung und einer größeren Bewegungseffizienz führen.

Im nächsten Abschnitt werden wir uns mit dem Phänomen des Muskelgedächtnisses und dem Prozess des motorischen Lernens befassen, um zu verstehen, wie diese Aspekte für die Entwicklung von Fertigkeiten und die Optimierung der sportlichen Leistung entscheidend sind.

Muskelgedächtnis und motorisches Lernen

Das Muskelgedächtnis und motorisches Lernen sind entscheidende Komponenten für die Entwicklung sportlicher Fertigkeiten und die Verbesserung der Leistung in verschiedenen Disziplinen. In diesem Abschnitt werden wir diese beiden Konzepte genauer untersuchen und ihre Bedeutung für die Bewegungssteuerung und den neuroathletischen Trainingsansatz herausstellen.

Muskelgedächtnis bezieht sich auf die Fähigkeit des Körpers, sich an bestimmte Bewegungsabläufe zu erinnern und diese effizienter auszuführen, nachdem sie wiederholt geübt wurden. Es ist ein Resultat der Anpassungen im zentralen Nervensystem, die durch wiederholtes Üben einer bestimmten Bewegung oder Fertigkeit entstehen. Diese Anpassungen führen zu einer verbesserten Kommunikation zwischen den Nervenzellen und ermöglichen eine präzisere und effizientere Bewegungssteuerung.

Motorisches Lernen ist der Prozess, bei dem das Nervensystem durch Wiederholung und Übung eine neue Fertigkeit erlernt oder eine vorhandene Fertigkeit verbessert. Hierbei werden die neuronalen Verbindungen und die Kommunikation zwischen den motorischen und sensorischen Arealen im Gehirn verändert. Dies führt zu langfristigen Anpassungen im motorischen Kortex, dem Kleinhirn und anderen beteiligten Strukturen, die für eine verbesserte Steuerung der Bewegung und für eine höhere Bewegungsqualität verantwortlich sind.

Beispiel:
Ein Beispiel für motorisches Lernen im Sport ist das Erlernen einer neuen Schlagtechnik im Tennis. Anfangs kann die Ausführung dieser Technik ungenau und unkoordiniert sein. Mit wiederholter Übung und Feedback, sowohl intern (z. B. propriozeptive Informationen) als auch extern (z. B. von einem Trainer), passt das Gehirn die Bewegungssteuerung kontinuierlich an, um die Technik zu optimieren. Schließlich wird die Bewegung automatisiert, so dass sie ohne bewusste Anstrengung und mit größerer Präzision ausgeführt werden kann.

Um das motorische Lernen und das Muskelgedächtnis effektiv zu fördern, ist es wichtig, ein gezieltes Training zu absolvieren, das die sensorischen und motorischen Systeme des Gehirns anspricht. Dabei spielen Faktoren wie das richtige Übungstempo, die Anpassung der Schwierigkeit an das individuelle Leistungsniveau und das Einbeziehen von Feedback eine entscheidende Rolle. Durch gezielte Trainingsübungen, die auf die spezifischen Anforderungen einer Sportart oder einer bestimmten Fertigkeit abgestimmt sind, kann das motorische Lernen beschleunigt und die Effizienz des Muskelgedächtnisses erhöht werden.

In den folgenden Abschnitten erhalten Sie Einblicke in die verschiedenen Sinnessysteme und in ihre Rollen in der Bewegungskoordination. Hier erhalten Sie ein tieferes Verständnis der Zusammenhänge zwischen Körper und Gehirn im Kontext der Neuroathletik.

Sinnessysteme und Bewegungskoordination

Propriozeptives System: Körperwahrnehmung und Bewegungskontrolle

Das propriozeptive System, auch als unser „sechster Sinn" bezeichnet, ist ein essenzieller Bestandteil der Körperwahrnehmung und Bewegungskontrolle. Es besteht aus einer Vielzahl von sensorischen Rezeptoren, den sogenannten Propriozeptoren, die sich in unseren Muskeln, Sehnen, Gelenken und der Haut befinden. Diese Rezeptoren sind in der Lage, verschiedene mechanische Veränderungen wahrzunehmen, wie z.B. Muskeldehnung, Gelenkwinkel und Druck.

Beispiel:
Stellen Sie sich vor, Sie greifen in Ihre Tasche oder Ihren Rucksack, um Ihr Handy zu finden. Ohne hinzuschauen, können Sie durch Berührung und Gefühl unterscheiden, ob Sie Ihr Handy, Ihre Schlüssel oder Ihre Geldbörse in der Hand halten. Sie können sogar sagen, in welcher Position sich Ihr Handy befindet, und es so drehen, dass Sie es richtig herum in der Hand halten, ohne es zu sehen. All diese Informationen werden durch das propriozeptive System bereitgestellt. Es ermöglicht uns, die Position und Bewegung unseres Körpers und seiner Teile im Raum wahrzunehmen und zu koordinieren, auch ohne visuelle Bestätigung.

Die Propriozeptoren liefern kontinuierlich Informationen an das zentrale Nervensystem, insbesondere das Gehirn und das Rückenmark. Diese Informationen werden dann verarbeitet und mit anderen sensorischen Informationen, wie beispielsweise visuellen und vestibulären (also das Gleichgewicht betreffende) Daten, kombiniert, um die Position unserer Körperteile und die Spannung unserer Muskeln genau zu bestimmen. Auf diese Weise kann unser Gehirn die motorischen Steuerungssignale anpassen, um präzise, koordinierte und effiziente Bewegungen auszuführen.

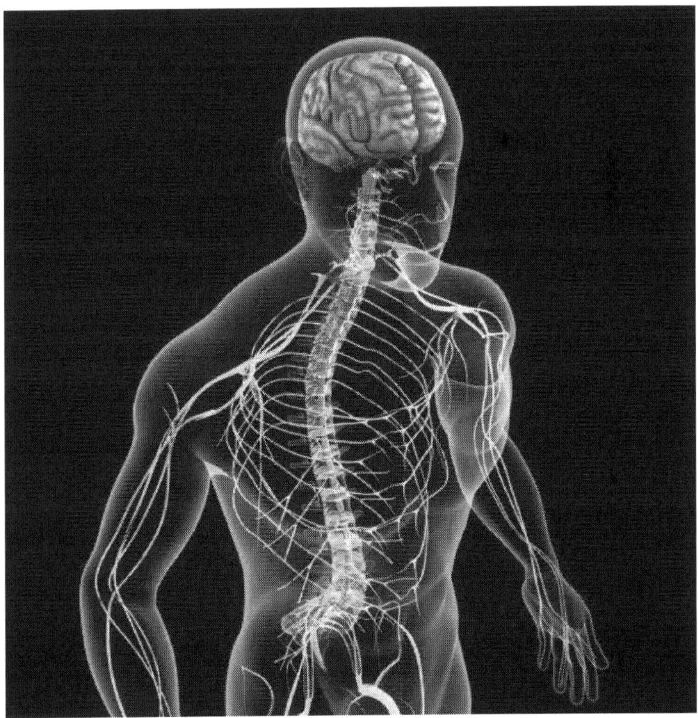

Das propriozeptive System ist besonders wichtig für die Anpassungsfähigkeit und Stabilität unseres Bewegungsapparates. Zum Beispiel ermöglicht es uns, die Kraft und Geschwindigkeit unserer Bewegungen zu regulieren, um plötzlichen Unebenheiten oder Hindernissen auszuweichen. Darüber hinaus ist das propriozeptive System entscheidend für das Erlernen neuer motorischer Fähigkeiten und die Verbesserung bereits vorhandener Bewegungsmuster.

Um das propriozeptive System zu trainieren, können verschiedene Übungen und Trainingsmethoden eingesetzt werden. Dazu gehören beispielsweise Gleichgewichtsübungen auf instabilen Untergründen, Koordinationsaufgaben mit geschlossenen Augen oder gezieltes Training von Muskelgruppen, um deren Empfindlichkeit und Reaktionsfähigkeit zu verbessern. Ein gut entwickeltes propriozeptives System kann dazu beitragen, die Bewegungssteuerung und -präzision zu erhöhen, die Körperwahrnehmung zu schärfen und das Verletzungsrisiko zu reduzieren.

Das propriozeptive System spielt eine entscheidende Rolle für die Optimierung der sportlichen Leistung. Durch gezieltes Training der propriozeptiven Fähigkeiten können Sportler ihre Bewegungen besser anpassen und effizienter reagieren, was letztendlich zu einer gesteigerten Leistung führt.

Vestibuläres System: Gleichgewicht und räumliche Orientierung

Ein weiteres, bereits oben erwähntes, wichtiges Sinnessystem, das für die Bewegungskoordination und die sportliche Leistung von entscheidender Bedeutung ist, ist das vestibuläre System. Es ist hauptverantwortlich für unsere Fähigkeit, das Gleichgewicht zu halten, uns in der räumlichen Umgebung zu orientieren und schnelle Richtungsänderungen vorzunehmen.

Beispiel:

Stellen Sie sich vor, Sie gehen die Treppe hinauf oder hinunter. Während Sie dies tun, hält Sie Ihr vestibuläres System in Balance, indem es kontinuierlich Informationen über die Position und Bewegung Ihres Körpers im Raum an Ihr Gehirn sendet. Selbst wenn Sie Ihren Blick von der Treppe wegbewegen oder sogar Ihre Augen schließen, können Sie in der Regel weitergehen, ohne das Gleichgewicht zu verlieren. Das ist das Werk Ihres vestibulären Systems.

Das vestibuläre System hilft uns nicht nur, die Balance zu halten, sondern auch, unsere Augen stabil zu halten, wenn wir unseren Kopf bewegen. Das heißt, wenn Sie während des Gehens zur Seite schauen, bleibt das Bild, das Sie sehen, stabil und verwischt nicht, auch wenn Ihr Körper und Ihr Kopf sich bewegen. Dies ist ein weiteres Merkmal der Arbeit Ihres vestibulären Systems.

Anatomisch betrachtet ist das vestibuläre System im Innenohr lokalisiert und besteht aus drei Bogengängen sowie zwei sackartigen Strukturen, dem Utriculus und dem Sacculus. Die Bogengänge sind für die Erfassung von Drehbewegungen des Kopfes zuständig, während der Utriculus und Sacculus lineare Beschleunigungen wahrnehmen, wie sie beispielsweise bei Vorwärts- und Rückwärtsbewegungen auftreten.

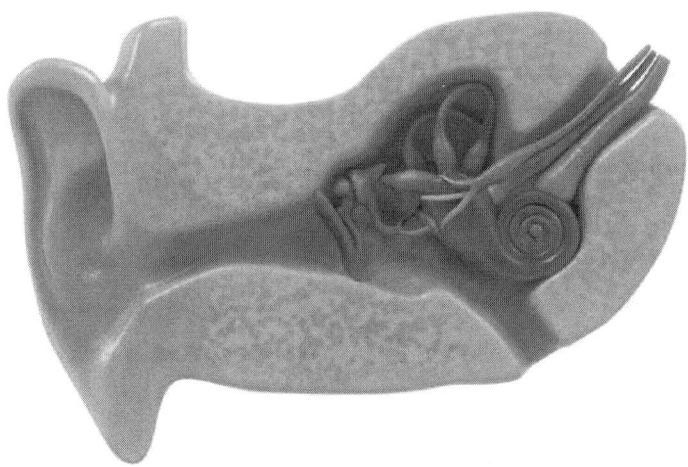

Die Informationen aus dem vestibulären System werden an das Gehirn weitergeleitet, wo sie mit den Signalen aus anderen Sinnessystemen, wie dem propriozeptiven und visuellen System, integriert werden. Diese Integration erfolgt in mehreren Gehirnregionen, darunter das Kleinhirn, der Thalamus und der vestibuläre Cortex. Die Verarbeitung dieser Daten ermöglicht es uns, unsere Körperposition und Bewegungen im Raum präzise wahrzunehmen und anzupassen.

Sportler, die ein gut entwickeltes vestibuläres System haben, können sich effektiver auf dem Spielfeld bewegen, schneller auf Veränderungen reagieren und ihre Leistungsfähigkeit steigern. Gezieltes Training des vestibulären Systems kann somit dazu beitragen, das Gleichgewicht, die räumliche Orientierung und die allgemeine Bewegungskoordination zu verbessern. Übungen wie Balancetraining, das Üben von schnellen Richtungswechseln, das Trainieren auf instabilen Oberflächen oder das Training mit geschlossenen Augen können dazu beitragen, das vestibuläre System zu schulen und seine Leistungsfähigkeit zu optimieren. In vielen Sportarten, wie etwa Skifahren, Snowboarden, Turnen, Tanz oder Kampfsport, ist ein gut funktionierendes vestibuläres System besonders wichtig, um die anspruchsvollen Bewegungen, die schnellen Richtungsänderungen und die Balance aufrechtzuerhalten. Durch das gezielte Training dieses Sinnessystems können Sportler ihre Leistung in diesen Disziplinen deutlich steigern und gleichzeitig das Verletzungsrisiko reduzieren. Die Entwicklung eines effizienten vestibulären Systems kann sowohl für Leistungs- als auch für Hobbysportler von großem Nutzen sein, da es die Grundlage für eine verbesserte Bewegungssteuerung und somit für eine optimierte sportliche Leistung bildet.

Visuelles System: Sehen und Bewegungssteuerung

Das visuelle System ist eines der wichtigsten Sinnessysteme, wenn es um sportliche Leistung und Bewegungskoordination geht. Es ermöglicht uns nicht nur, unsere Umgebung wahrzunehmen und uns darin zu orientieren, sondern es spielt auch eine entscheidende Rolle bei der Planung und Ausführung von Bewegungen. In vielen Sportarten ist die Fähigkeit, schnell und präzise auf visuelle Reize zu reagieren, unerlässlich für den Erfolg.

Beispiel:
Stellen Sie sich vor, Sie lesen ein Buch. Ihre Augen scannen die Zeilen, Ihre Pupillen stellen sich auf die Helligkeit des Lichts ein und Ihre Augen passen sich an, um den Text in unterschiedlichen Entfernungen scharf zu sehen, wenn Sie das Buch näher an sich heranziehen oder weiter weg halten. Dies ist das visuelle System in Aktion.

Noch ein Beispiel: Stellen Sie sich vor, Sie spielen einen Ballsport wie Tennis. Ihr visuelles System hilft Ihnen dabei, den Ball zu verfolgen, seine Geschwindigkeit und Flugbahn zu beurteilen und Ihre Bewegungen entsprechend anzupassen, um den Ball zu treffen. Es hilft Ihnen auch, Ihre Umgebung wahrzunehmen und Hindernissen auszuweichen, während Sie sich auf dem Spielfeld bewegen.

Die Grundlage des visuellen Systems ist das Auge, das Lichtreize in elektrische Signale umwandelt. Diese Signale werden über den Sehnerv und den optischen Trakt an das Gehirn weitergeleitet, wo sie in verschiedenen Hirnregionen verarbeitet werden. Insbesondere der primäre visuelle Cortex, der sich im Okzipitallappen befindet, ist für die Verarbeitung der visuellen Informationen zuständig. Weitere Hirnregionen, wie der parietale Cortex und der prämotorische Cortex, sind an der Integration der visuellen Informationen mit anderen Sinnessystemen beteiligt und spielen eine Rolle bei der Bewegungssteuerung.

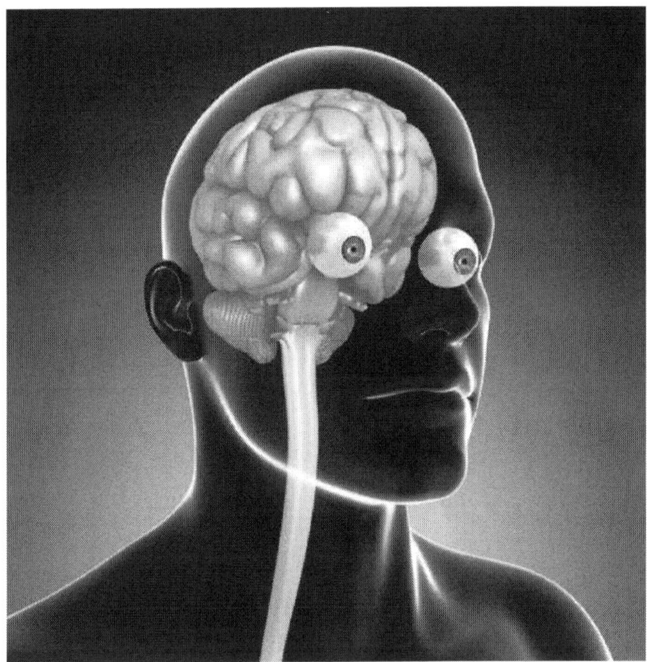

Ein gut entwickeltes visuelles System ermöglicht Sportlern, sich schnell und präzise auf Veränderungen in ihrer Umgebung einzustellen. Sie können beispielsweise die Flugbahn eines Balls antizipieren, die Bewegungen von Gegnern und Mitspielern verfolgen und sich an wechselnde Lichtverhältnisse anpassen. Gezieltes Training des visuellen Systems kann dazu beitragen, die visuelle Wahrnehmung, die Reaktionsgeschwindigkeit und die Hand-Auge-Koordination zu verbessern. Übungen wie das Verfolgen von bewegten Objekten, das schnelle Wechseln des Fokus zwischen nahen und fernen Zielen oder das Üben unter unterschiedlichen Lichtbedingungen können das visuelle System schulen und seine Leistungsfähigkeit steigern.

Die Bedeutung des visuellen Systems für die sportliche Leistung zeigt sich in einer Vielzahl von Disziplinen.

Beispiele, bei denen das visuelle System entscheidend ist:
Beispielsweise ist die Fähigkeit, die Geschwindigkeit und Richtung eines Balls im Tennis oder Fußball präzise einzuschätzen, entscheidend für den Erfolg. Ebenso sind in Sportarten wie Skifahren, Snowboarden oder Mountainbiking die Fähigkeiten, das Gelände schnell und präzise zu erfassen und sich an wechselnde Sichtverhältnisse anzupassen, von großer Bedeutung.

Als Quintessenz zeigt sich, dass das visuelle System eine fundamentale Komponente in der Bewegungssteuerung und sportlichen Performance darstellt. Durch zielgerichtetes Training und die Einbindung von visuellen Übungen in das Trainingskonzept haben Sportler die Möglichkeit, ihre visuellen Fertigkeiten zu optimieren und dadurch in den unterschiedlichsten Disziplinen ihre Leistung nachhaltig zu erhöhen.

Integration der Sinnessysteme im Sport

Die Welt des Sports ist voller spannender und erfüllender Momente, in denen Sportbegeisterte ihre körperlichen und geistigen Fähigkeiten weiterentwickeln und verbessern können. Hinter jeder gelungenen Bewegung und jedem persönlichen Erfolg steht das harmonische Zusammenspiel der verschiedenen Sinnessysteme – das propriozeptive, vestibuläre und visuelle System –, die gemeinsam eine effiziente und koordinierte Bewegungssteuerung ermöglichen. Die Integration dieser Systeme ist der Schlüssel zur Verbesserung der sportlichen Fähigkeiten und der Anpassungsfähigkeit in unterschiedlichsten Situationen.

Beispiel:
Stellen Sie sich vor, wie Sie beim Fußballspielen den Ball geschickt ins Tor befördern oder beim Yoga eine anspruchsvolle Pose meistern. In solchen Szenarien verarbeitet Ihr Gehirn Informationen aus allen Sinnessystemen, um ein umfassendes Bild Ihrer körperlichen Position, Umgebung und Bewegungsabläufe zu erhalten. Diese Informationen ermöglichen es Ihnen, Ihre Bewegungen präzise zu koordinieren, schnell auf Veränderungen zu reagieren und mögliche Gefahren oder Hindernisse rechtzeitig zu erkennen und zu vermeiden.

Um diese beeindruckende Integration der Sinnessysteme im Sport zu fördern, sind gezielte Trainingsansätze erforderlich, die Übungen aus verschiedenen Bereichen miteinander kombinieren. Ein innovatives Training, das propriozeptive Übungen mit visuellen und Gleichgewichtsübungen verbindet, kann die Zusammenarbeit der verschiedenen Systeme entscheidend stärken und somit die allgemeine sportliche Leistung auf ein neues Niveau heben.

Ein optimal entwickeltes Zusammenspiel der Sinnessysteme ist von besonderer Bedeutung in Sportarten, die hohe Anforderungen an die Koordination, Reaktionsgeschwindigkeit und räumliche Orientierung stellen, wie beispielsweise Tennis, Fußball, Basketball oder Kampfsportarten. Durch das gezielte Training der Sinnessysteme und deren Integration können Athleten ihre Leistung in diesen Disziplinen revolutionieren, das Verletzungsrisiko minimieren und ihre sportlichen Ziele mit Bravour erreichen. Im Zusammenspiel dieser Sinnessysteme liegt das Geheimnis persönlicher Bestleistungen im Sport.

Leistungsfaktoren und ihre Beeinflussung

Die Welt des Sports bietet eine schier unendliche Vielfalt an Möglichkeiten, um die eigenen Grenzen auszuloten, sich herauszufordern und zu wachsen. Doch was sind die Schlüsselfaktoren, die Ihre körperliche Leistungsfähigkeit beeinflussen und Ihnen helfen, Ihre sportlichen Ziele zu erreichen? In diesem Abschnitt werden wir diese Geheimnisse lüften und Ihnen einen tieferen Einblick in die vielfältigen Aspekte geben, die Ihre sportliche Leistung prägen.

• Genetik: Die Rolle Ihrer DNA

Die Geheimnisse Ihrer sportlichen Fähigkeiten sind in Ihrer DNA verschlüsselt. Unsere genetische Veranlagung bestimmt, wie schnell wir laufen, wie hoch wir springen und wie lange wir unsere Ausdauer aufrechterhalten können. Die Forschung hat gezeigt, dass bestimmte genetische Merkmale, wie die Verfügbarkeit von schnell und langsam zuckenden Muskelfasern, die maximale Sauerstoffaufnahme (VO2max), und die Fähigkeit zur effizienten Energieproduktion maßgeblich unsere sportlichen Potenziale beeinflussen.

• Umwelt: Die Bedeutung des „richtigen“ Umfelds

Die Umwelt, in der wir uns aufhalten und trainieren, spielt ebenfalls eine wichtige Rolle für unsere sportliche Leistung. Faktoren wie Höhe, Temperatur, Luftfeuchtigkeit und die Beschaffenheit der Trainingsfläche können entscheidend dazu beitragen, wie gut wir uns anpassen und unsere Leistung entfalten können. Während Training in der Höhe beispielsweise unsere Ausdauerleistung verbessern kann, können ungünstige Wetterbedingungen unsere Leistungsfähigkeit beeinträchtigen und uns anfälliger für Verletzungen machen.

• Training: Kunst und Wissenschaft der Leistungssteigerung

Ein gut strukturiertes und individuell abgestimmtes Trainingsprogramm ist das Herzstück jeder erfolgreichen sportlichen Karriere – egal, ob Sie ein Hobbysportler oder ein Profi sind. Durch die richtige Kombination aus Kraft-, Ausdauer-, Beweglichkeits- und koordinativen Übungen können Sie Ihre körperliche Leistungsfähigkeit auf ein neues Niveau heben. Dabei sind Variation, Progression und der gezielte Einsatz von Trainingsmethoden, wie Intervalltraining, funktionelles Training und Neuroathletik, entscheidend für kontinuierliche Verbesserungen und den langfristigen Erfolg.

• Ernährung: Der Brennstoff für Höchstleistungen

Ohne die richtige Ernährung ist es nahezu unmöglich, sportliche Höchstleistungen zu erzielen. Eine ausgewogene und gesunde Ernährung liefert die benötigten Nährstoffe, um unseren Körper optimal mit Energie zu versorgen, die Muskeln aufzubauen und zu regenerieren und das Immunsystem zu stärken. Dabei sind sowohl Makronährstoffe (Kohlenhydrate, Proteine und Fette) als auch Mikronährstoffe (Vitamine, Mineralien und Spurenelemente) von entscheidender Bedeutung für unsere körperliche Leistungsfähigkeit. Eine gezielte Ernährungsstrategie, die auf die individuellen Bedürfnisse und sportlichen Ziele abgestimmt ist, kann sowohl kurz- als auch langfristig zu einer verbesserten Leistung beitragen.

• Regeneration: Die Kunst der Erholung

Ebenso wichtig wie das Training selbst ist die Fähigkeit, sich effektiv zu erholen und dem Körper die notwendige Zeit zur Regeneration zu geben. Erst durch eine ausreichende Erholung können die trainingsinduzierten Anpassungsprozesse in den Muskeln und im Nervensystem stattfinden, die letztendlich zu einer verbesserten Leistung führen. Hierzu zählen eine ausreichende Schlafqualität und -quantität, aktive Regenerationstechniken, wie Stretching, Faszientraining oder Massage, sowie passive Erholungsmethoden wie Meditation, Entspannungstechniken und Stressmanagement.

• Neuroathletik: Die Verbindung von Körper und Geist

Im Zentrum einer erfolgreichen sportlichen Leistung steht die Fähigkeit, unsere körperlichen und mentalen Ressourcen optimal zu nutzen und zu koordinieren. Die Neuroathletik verbindet die Erkenntnisse der Neurowissenschaft mit den Prinzipien des sportlichen Trainings, um gezielt die neuromuskuläre Funktion, die Sensorik und die kognitiven Fähigkeiten zu verbessern. Durch die Integration von neurozentriertem Training in das Trainingsprogramm können Hobbysportler ihre Bewegungseffizienz, Reaktionsgeschwindigkeit und mentale Stärke verbessern und somit ihre sportliche Leistung auf das nächste Level heben.

Es gibt eine Vielzahl von Faktoren, die Ihre körperliche Leistungsfähigkeit beeinflussen können. Wenn Sie auf all diese Aspekte achten und gezielte Strategien zur Optimierung Ihrer Leistung anwenden, sind Sie auf dem besten Weg, Ihre sportlichen Ziele zu erreichen und das Beste aus Ihrem Potenzial herauszuholen. Es ist dabei wichtig, stets auf Ihren Körper zu hören, sich an Ihre individuellen Bedürfnisse anzupassen und kontinuierlich an der Verbesserung Ihrer Fähigkeiten zu arbeiten. Durch die richtige Herangehensweise, Disziplin und Hingabe können Sie als Hobbysportler beeindruckende Leistungen erzielen und sich kontinuierlich weiterentwickeln.

Bedeutung von Genetik, Umwelt und Training

Die Welt des Sports ist ein ewiges Streben nach Verbesserung, bei dem jeder Athlet nach neuen Wegen sucht, um seine Leistungsfähigkeit zu steigern. Um dieses Ziel zu erreichen, ist es entscheidend, die Bedeutung von Genetik, Umwelt und Training zu verstehen und ihre Auswirkungen auf die sportliche Leistung zu berücksichtigen.

• Genetik

Die Rolle unserer genetischen Veranlagung im Sport ist weitaus komplexer und faszinierender, als wir zunächst vermuten könnten. Unsere DNA bildet das Fundament unserer sportlichen Fähigkeiten und beeinflusst eine Vielzahl von Faktoren, die unsere Leistungsfähigkeit prägen. So kann unsere Genetik darüber entscheiden, wie schnell wir uns nach einer intensiven Trainingseinheit erholen, wie viel Kraft wir aufbauen können und wie gut wir uns an unterschiedliche Trainingsreize und Umgebungen anpassen.

Einige Menschen sind genetisch besser darauf vorbereitet, in bestimmten Sportarten erfolgreich zu sein. Sie besitzen möglicherweise einen höheren Anteil an schnell zuckenden Muskelfasern, die ihnen eine außergewöhnliche Schnelligkeit und Explosivität verleihen, oder eine erhöhte Fähigkeit zur effizienten Energieproduktion, die ihre Ausdauerleistung verbessert. Wiederum andere können von einer erhöhten Flexibilität oder einer größeren Knochendichte profitieren, die ihnen in ihrer jeweiligen Disziplin Vorteile verschafft.

Trotz dieser genetischen Prädispositionen ist es wichtig, zu betonen, dass unsere DNA nicht unser Schicksal ist. Sie bietet vielmehr einen Ausgangspunkt, von dem aus wir unser Potenzial ausschöpfen und uns weiterentwickeln können. Durch gezieltes Training, Anpassungsfähigkeit und Entschlossenheit können wir unsere genetischen Grenzen überschreiten und unsere sportlichen Fähigkeiten weiter ausbauen.

• Umwelt

Die Umwelt, in der wir leben und trainieren, ist ein entscheidender Faktor, der unsere sportliche Leistung auf vielfältige Weise beeinflusst. Eine positive, unterstützende Umgebung kann uns dabei helfen, unsere Ziele effektiver zu erreichen, indem sie das Selbstvertrauen stärkt und uns motiviert, kontinuierlich an uns selbst zu arbeiten. Umgekehrt kann eine negative Umgebung unsere Motivation, Leistungsfähigkeit und geistige Gesundheit beeinträchtigen, was letztendlich zu einem Rückgang unserer sportlichen Erfolge führen kann.

Neben dem sozialen und emotionalen Aspekt spielen auch physische Faktoren eine wichtige Rolle für unsere sportliche Leistung. Die Qualität der Trainingsanlagen, die Verfügbarkeit von Trainingspartnern oder Experten sowie Umweltbedingungen wie Höhe, Temperatur und Luftfeuchtigkeit können unsere Fähigkeit zur Anpassung und Bewältigung von Herausforderungen prägen.

Höhentraining beispielsweise kann unsere Ausdauerleistung verbessern, indem es die Sauerstoffaufnahmefähigkeit und den Energiestoffwechsel optimiert. Training unter extremen Temperaturen kann unsere Thermoregulation und Anpassungsfähigkeit an unterschiedliche Bedingungen verbessern. Auch die Beschaffenheit der Trainingsfläche, ob weich oder hart, eben oder uneben, kann Einfluss auf unsere Bewegungssteuerung, Stabilität und Verletzungsanfälligkeit haben.

Um eine optimale Umgebung für sportliche Erfolge zu schaffen, ist es wichtig, sowohl die physischen als auch die sozialen und emotionalen Aspekte der Umwelt zu berücksichtigen. Ein offener, respektvoller und motivierender Umgang miteinander, gepaart mit einer positiven Einstellung gegenüber Herausforderungen, kann eine Atmosphäre schaffen, die es uns ermöglicht, unser volles Potenzial auszuschöpfen. Gleichzeitig sollten wir darauf achten, unsere Trainingsbedingungen an unsere individuellen Bedürfnisse anzupassen, um das bestmögliche Umfeld für unseren sportlichen Erfolg zu gewährleisten.

• Training

Training ist das zentrale Element, das unsere sportliche Entwicklung maßgeblich beeinflusst. Es ist der Motor, der uns dabei hilft, unsere körperlichen und geistigen Fähigkeiten kontinuierlich zu optimieren und uns stetig zu verbessern. Durch gezielte, individuell abgestimmte Übungen, die auf unsere spezifischen Bedürfnisse, Schwächen und Ziele eingehen, können wir sowohl unsere Leistungsfähigkeit als auch unsere technischen und taktischen Fähigkeiten weiterentwickeln.

Um das Optimum aus dem Training herauszuholen, spielt das bewusste Wahrnehmen des eigenen Körpers und das Achten auf dessen Signale eine entscheidende Rolle. Das beinhaltet eine Anpassung des Trainings an die individuelle Belastbarkeit, das Leistungsniveau und die aktuellen physischen und mentalen Zustände. Eine ausgewogene Trainingsroutine, die sowohl herausfordernde als auch regenerative Elemente beinhaltet, erweist sich als unerlässlich, um ein optimales Gleichgewicht zwischen Belastung und Erholung zu erreichen.

Verschiedene Trainingsmethoden und -prinzipien, wie beispielsweise Periodisierung, Variation, Progression und Spezifität, sollten berücksichtigt werden, um sicherzustellen, dass eine kontinuierliche Verbesserung stattfindet und Plateaus oder Übertraining vermieden werden. Ein „Plateau" bezieht sich auf eine Phase, in der trotz fortgesetztem Training keine weiteren Fortschritte zu verzeichnen sind. Dies bedeutet, dass der Trainingsplan regelmäßig angepasst und modifiziert werden sollte, um neue Reize zu setzen und eine optimale Anpassung des Körpers an die Trainingsbelastung zu gewährleisten.

Neben körperlichen Aspekten spielt auch die mentale Komponente des Trainings eine entscheidende Rolle für unseren Erfolg. Die Entwicklung von mentaler Stärke, Resilienz und Fokussierung kann uns dabei helfen, Herausforderungen besser zu bewältigen, Stress abzubauen und unsere Leistung unter Druck zu steigern. Techniken wie mentales Training, Visualisierung und Atemübungen können wertvolle Werkzeuge sein, um unsere geistige Leistungsfähigkeit zu fördern. Effektive Techniken dazu finden Sie im Kapitel *„Mentale Techniken und Übungen zur Leistungssteigerung"*.

Das Verständnis der Wechselwirkungen zwischen Genetik, Umwelt und Training ermöglicht es uns, unsere sportliche Leistung gezielt zu steigern und den Weg zur persönlichen Bestleistung zu ebnen. Dabei ist es wichtig, offen für Veränderungen zu sein, stets neugierig zu bleiben und die Freude am Sport nicht zu verlieren. Denn letztendlich ist es die Leidenschaft für das, was wir tun, die uns auf unserem Weg zum Erfolg antreibt und uns immer wieder dazu motiviert, über uns selbst hinauszuwachsen.

Mentale Techniken und Übungen zur Leistungssteigerung

Im Rahmen dieses Kapitels wird die sportliche Leistung unter dem Aspekt der mentalen Stärke behandelt. Während die körperliche Fitness und Technik zweifellos entscheidend sind, sind es die geistige Robustheit und Einstellung, die oft den Unterschied zwischen Erfolg und Misserfolg ausmachen können.

Hierzu wird der Blick auf bestimmte Schlüsselelemente, wie die Nutzung von Visualisierungen, das Bewältigen von Stress, das Aufbauen von Selbstvertrauen durch positives Selbstgespräch und die Entwicklung von Resilienz im Umgang mit Rückschlägen, gelenkt. Jede dieser mentalen Techniken hat das Potenzial, Ihre sportliche Leistung erheblich zu verbessern.

Darüber hinaus erfahren Sie, wie Sie diese Techniken in Ihre sportlichen Routinen integrieren können, um Ihre Ziele effektiver zu erreichen.

Visualisierung und mentales Training

Die Vorstellungskraft ist ein mächtiges Werkzeug, das in vielen Bereichen des Lebens, einschließlich des Sports, genutzt wird. Eine Technik, die dieses Potenzial nutzt, ist die Visualisierung. Man könnte meinen, Visualisierung sei nur für Profisportler von Nutzen, aber das ist weit gefehlt. Hobbysportler können ebenso stark davon profitieren und ihre Leistung auf ein neues Level heben.

Definition: Visualisierung

Visualisierung, auch als mentales Training bekannt, ist die Praxis, eine Bewegung oder ein Ereignis in Ihrem Kopf zu „sehen“ und zu „erleben“, bevor es tatsächlich stattfindet. Es geht nicht nur darum, ein Bild im Kopf zu erzeugen, sondern auch darum, die damit verbundenen Gefühle, Geräusche und sogar Gerüche zu integrieren. Die Idee ist, eine so realistische mentale Repräsentation wie möglich zu schaffen.

Aber warum ist das so effektiv?

Nun, unser Gehirn hat Schwierigkeiten, zwischen einer realen und einer intensiv visualisierten Erfahrung zu unterscheiden. Wenn wir eine Aktion visualisieren, feuern die gleichen Nervenzellen im Gehirn, als würden wir die

Aktion tatsächlich ausführen. Das bedeutet, wir können unser Gehirn und unseren Körper auf eine bestimmte Leistung „vorbereiten", ohne uns physisch zu bewegen. Dies kann dazu beitragen, Bewegungsabläufe zu verinnerlichen, Ängste zu überwinden, die Konzentration zu stärken und das Selbstvertrauen zu steigern.

Beispiel:
Stellen Sie sich zum Beispiel vor, Sie sind ein Läufer, der sich auf einen 10-Kilometer-Lauf vorbereitet. Durch Visualisierung könnten Sie sich den gesamten Lauf in Ihrem Kopf vorstellen, vom Start bis zum Zieldurchlauf. Sie könnten die Menge um sich herum fühlen, das Pochen Ihres Herzens hören, den Wind auf Ihrer Haut spüren und die Erschöpfung und schließlich die Befriedigung des Zieldurchlaufs erleben. Durch diese mentale „Generalprobe" könnten Sie besser auf den tatsächlichen Lauf vorbereitet sein und möglicherweise sogar Ihre Leistung verbessern.

Wie können Sie also mit der Visualisierung beginnen?

Nachfolgend finden Sie eine einfache Übung, die Sie ausprobieren können:

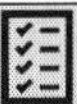

Übung: Visualisierung

- Finden Sie einen ruhigen Ort, an dem Sie nicht gestört werden. Schließen Sie die Augen und atmen Sie einige Male tief ein und aus, um sich zu entspannen.
- Wählen Sie eine bestimmte sportliche Aktivität oder Bewegung, die Sie visualisieren möchten. Dies könnte zum Beispiel ein Lauf, ein Sprung, ein Schlag oder eine Schwimmbewegung sein.
- Beginnen Sie, sich die Bewegung oder Aktivität in Ihrem Kopf vorzustellen. Versuchen Sie, sie so detailliert und realistisch wie möglich zu visualisieren. Fühlen Sie, wie Ihre Muskeln arbeiten, hören Sie die Geräusche um sich herum, spüren Sie die Bewegung in Ihrem Körper.
- Wiederholen Sie die Visualisierung mehrmals. Mit jeder Wiederholung sollten Sie versuchen, das Bild klarer und detaillierter zu machen.
- Versuchen Sie schließlich, die Emotionen und das Gefühl des Erfolgs in Ihre Visualisierung zu integrieren. Stellen Sie sich vor, wie Sie Ihre gewünschte Leistung erfolgreich ausführen und wie gut sich das anfühlt.

Führen Sie diese Übung regelmäßig durch, idealerweise täglich. Je öfter Sie visualisieren, desto effektiver wird die Übung.

Die Visualisierung ist eine mächtige Technik, die jedem Sportler helfen kann, unabhängig von der Sportart oder dem Leistungsniveau. Ob Sie nun Ihren Tennisaufschlag verbessern, Ihre Laufzeit verkürzen oder Ihre Yoga-Haltung perfektionieren möchten, die Visualisierung kann Ihnen dabei helfen, Ihre Ziele zu erreichen.

Trotz der eindrucksvollen Wirksamkeit der Visualisierung darf nicht übersehen werden, dass sie niemals das physische Training ersetzen kann. Stattdessen sollte sie als Ergänzung zu Ihrem regulären Trainingsprogramm betrachtet werden. Kombinieren Sie mentales und physisches Training, um das Beste aus beiden Bereichen zu nutzen und Ihre sportlichen Ziele zu erreichen.

Das Ausprobieren neuer Techniken kann anfangs immer etwas herausfordernd sein. Haben Sie Geduld mit sich selbst und erinnern Sie sich daran, dass Übung den Meister macht. Mit der Zeit und mit regelmäßiger Praxis werden Sie wahrscheinlich bemerken, dass Ihre Fähigkeit zur Visualisierung verbessert wird und dass sich diese Verbesserungen positiv auf Ihre sportliche Leistung auswirken.

Entspannungstechniken und Stressbewältigung

In der facettenreichen Welt des Sports ist der physische Aspekt nur eine Seite der Medaille. Die mentale Komponente spielt eine ebenso entscheidende Rolle, wenn es darum geht, seine volle Leistungsfähigkeit zu entfalten und seine sportlichen Ziele zu erreichen. Insbesondere für Hobbysportler, die ihren sportlichen Ehrgeiz mit den Anforderungen des Alltags in Einklang bringen müssen, kann die Beherrschung von Entspannungstechniken und Stressbewältigungsstrategien einen entscheidenden Vorteil darstellen.

Sport treiben bedeutet nicht nur, sich körperlich zu fordern und seine Grenzen zu testen, sondern auch, mit Stress umzugehen, der durch das Training selbst oder durch andere Lebensbereiche entsteht. Unkontrollierter Stress kann die Regeneration hemmen, das Verletzungsrisiko erhöhen und die Motivation und Freude am Sport beeinträchtigen. Daher ist es wichtig, wirksame Strategien zur Stressbewältigung und Entspannung zu erlernen und zu praktizieren.

Entspannungstechniken können dabei helfen, den Körper und Geist zu beruhigen, die Erholung zu fördern und ein besseres Gleichgewicht zwischen Anspannung und Entspannung zu finden. Dabei kann es sich um körperliche Methoden handeln, wie progressive Muskelentspannung oder Atemübungen, oder um mentale Techniken, wie Meditation oder Achtsamkeitsübungen.

Die folgenden Übungen sind für Hobbysportler konzipiert und sollen Ihnen dabei helfen, einige dieser mentalen Fähigkeiten zu entwickeln. Sie umfassen Techniken zur Visualisierung, zur Bewältigung von Stress und zur Verbesserung der Achtsamkeit. Sie sind einfach zu erlernen und können fast überall und zu jeder Zeit durchgeführt werden. Ob Sie sich auf ein anstehendes Spiel, einen Lauf oder eine Fitness-Session vorbereiten, diese Übungen können Ihnen dabei helfen, Ihre sportlichen Ziele zu erreichen und das Beste aus Ihrem Training herauszuholen. Probieren Sie sie aus und entdecken Sie, wie sie nicht nur Ihre sportliche Leistung, sondern auch Ihr inneres Gleichgewicht und Ihre geistige Klarheit positiv beeinflussen können.

Übung: Progressive Muskelentspannung

- Finden Sie einen ruhigen, ungestörten Ort und setzen Sie sich bequem hin oder legen Sie sich hin. Achten Sie darauf, dass Ihre Kleidung locker ist und Sie sich wohl fühlen.
- Schließen Sie die Augen und nehmen Sie einige tiefe, langsame Atemzüge. Versuchen Sie, mit jedem Ausatmen etwas mehr loszulassen und sich zu entspannen.
- **Hände und Arme**: Ballen Sie Ihre rechte Hand zur Faust und spüren Sie die Spannung für etwa 5 Sekunden. Lassen Sie dann los und spüren Sie den Kontrast der Entspannung für etwa 15 Sekunden. Wiederholen Sie dies mit dem linken Arm.
- **Gesicht**: Ziehen Sie die Augenbrauen zusammen, um die Stirnmuskulatur anzuspannen. Halten Sie diese Spannung für etwa 5 Sekunden und lassen Sie dann los. Spüren Sie die Entspannung in Ihrem Gesicht.
- **Schultern und Nacken**: Ziehen Sie Ihre Schultern hoch in Richtung Ihrer Ohren, halten Sie die Spannung für etwa 5 Sekunden und lassen Sie dann los. Fühlen Sie, wie die Anspannung von Ihren Schultern und Ihrem Nacken abfällt.
- **Bauch und Rücken**: Ziehen Sie Ihren Bauch ein, als wollten Sie den Bauchnabel zur Wirbelsäule ziehen. Halten Sie diese Spannung für etwa 5 Sekunden und lassen Sie dann los. Spüren Sie die Welle der Entspannung, die sich durch Ihren gesamten Rumpf ausbreitet.
- **Beine und Füße**: Ziehen Sie die Zehen an, als wollten Sie sie zum Schienbein ziehen. Halten Sie diese Spannung für etwa 5 Sekunden und lassen Sie dann los. Fühlen Sie, wie die Entspannung sich von Ihren Zehen bis zu Ihren Hüften ausbreitet.

Nehmen Sie sich nun einen Moment Zeit, um die Entspannung in Ihrem gesamten Körper zu fühlen. Wenn Sie bereit sind, öffnen Sie langsam Ihre Augen und kehren Sie zu Ihrem normalen Rhythmus zurück.

Die Progressive Muskelentspannung kann eine ausgezeichnete Methode sein, um die innere Ruhe und Gelassenheit zu fördern und einen bewussteren Umgang mit dem eigenen Körper zu erlernen. Es kann zu Beginn etwas Übung erfordern, aber mit der Zeit wird es immer einfacher und natürlicher werden.

Übung: Wolkenschieber-Atmung

- Finden Sie einen Ort der Ruhe, der Ihnen Geborgenheit vermittelt und in dem Sie ungestört sind. Machen Sie es sich bequem, setzen oder legen Sie sich hin und schließen Sie die Augen, falls Sie sich damit wohler fühlen.
- Beginnen Sie nun, sich auf den Rhythmus Ihres Atems zu konzentrieren. Nehmen Sie bewusst wahr, wie die Luft sanft durch Ihre Nase strömt, Ihre Lungen füllt und schließlich wieder entweicht. Lassen Sie Ihre Gedanken an diesem Prozess haften und entlassen Sie andere Gedanken und Sorgen.
- Nachdem Sie sich einige Augenblicke auf Ihren natürlichen Atem konzentriert haben, verlängern Sie Ihre Atemzüge bewusst. Atmen Sie tief und ruhig ein, halten Sie einen Moment inne und lassen Sie die Luft dann langsam und vollständig entweichen. Stellen Sie sich dabei vor, wie eine dunkle Wolke von Anspannung und Stress, die sich in Ihrem Körper angesammelt hat, mit jedem Atemzug ein Stück mehr aufbricht und entweicht.
- Lassen Sie diesen Zyklus aus tiefem Einatmen und vollständigem Ausatmen etwa 5-10 Minuten lang weiterlaufen. Versuchen Sie, sich auf das Gefühl der Erleichterung zu konzentrieren, das mit jedem Atemzug eintritt, als ob die dunkle Wolke immer weiter schwindet und Ihren Körper verlässt.

Beenden Sie die Übung schließlich, indem Sie Ihren Atemrhythmus sanft wieder normalisieren. Öffnen Sie Ihre Augen und erlauben Sie sich einen Moment, um die neu gewonnene Ruhe und Ausgeglichenheit zu genießen, bevor Sie Ihren Tag fortsetzen.

Nachdem Sie diese Übung abgeschlossen haben, erlauben Sie sich, die neu gewonnene Ruhe und Klarheit in sich zu spüren und diese beruhigenden Gefühle mit in den Rest Ihres Tages zu nehmen. Sie haben erfolgreich einen Schritt gemacht, um Stress und Anspannung zu reduzieren und Ihr Wohlbefinden zu steigern. Denken Sie daran, dass diese Übung jederzeit zur Verfügung steht, wenn Sie ein paar Minuten Zeit haben.

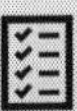

Übung: Fokussiertes Bewusstsein

- Finden Sie einen ruhigen und angenehmen Ort, an dem Sie sich für die Dauer der Übung ungestört fühlen. Sie können sitzen, stehen oder liegen, je nachdem, was für Sie am bequemsten ist.
- Schließen Sie die Augen und richten Sie Ihre Aufmerksamkeit auf Ihren Atem. Spüren Sie, wie die Luft durch Ihre Nase einströmt, Ihre Lungen füllt und dann wieder ausströmt. Versuchen Sie, Ihre Gedanken auf diesen Prozess zu lenken, und lassen Sie andere Gedanken und Sorgen los.
- Nach einigen Momenten der Konzentration auf Ihren Atem richten Sie Ihre Aufmerksamkeit auf Ihren Körper. Beginnen Sie bei den Füßen und arbeiten Sie sich langsam nach oben. Spüren Sie jede einzelne Stelle, jede Spannung, jede Entspannung.
- Wenn Sie eine Stelle erreichen, die besonders angespannt ist, verweilen Sie dort einen Moment. Stellen Sie sich vor, wie Ihr Atem zu dieser Stelle strömt und die Anspannung mit jedem Ausatmen löst.
- Fahren Sie fort, bis Sie Ihren ganzen Körper auf diese Weise wahrgenommen haben. Nehmen Sie sich genug Zeit, um wirklich jede Stelle zu spüren und zu atmen.
- Wenn Sie Ihren gesamten Körper durchgegangen sind, richten Sie Ihre Aufmerksamkeit wieder auf Ihren Atem. Spüren Sie, wie sich Ihr Körper mit jedem Atemzug hebt und senkt.
- Beenden Sie die Übung, indem Sie Ihre Atmung langsam wieder normalisieren. Öffnen Sie Ihre Augen und nehmen Sie sich einen Moment Zeit, um das Gefühl der Ruhe und Gelassenheit zu genießen, bevor Sie Ihren Tag fortsetzen.

Diese Achtsamkeitsübung hilft Ihnen dabei, ein tieferes Bewusstsein für Ihren Körper zu entwickeln und bewusst Spannungen zu lösen. Sie kann sowohl vor als auch nach dem Training angewendet werden, um die Konzentration zu steigern und die Regeneration zu unterstützen. Mit regelmäßiger Praxis kann sie dazu beitragen, das Körperbewusstsein zu verbessern und ein ausgeglicheneres Verhältnis zwischen Anspannung und Entspannung im Training zu fördern.

Selbstgespräch und Selbstvertrauen

Selbstgespräche sind eine allgegenwärtige Begleitung in unserem Leben. Für Sportler können sie einen entscheidenden Unterschied in der sportlichen Leistung bedeuten. Ob sie nun in Form von aufbauenden Wörtern auftauchen, die uns durch die letzte, herausfordernde Runde im Training helfen, oder als kritische Stimmen, die unsere Bemühungen und Fähigkeiten in Frage stellen – Selbstgespräche sind ein wesentlicher Bestandteil unserer inneren Welt und beeinflussen, wie wir uns selbst und unsere Fähigkeiten wahrnehmen.

Selbstgespräche können sowohl bewusst als auch unbewusst sein, aber unabhängig davon haben sie die Macht, unsere Emotionen, Einstellungen und schließlich unser Verhalten zu formen. Negative Selbstgespräche – die hartnäckigen, selbstkritischen Gedanken – können unser Selbstvertrauen untergraben, unsere Motivation dämpfen und letztlich unsere sportliche Leistung beeinträchtigen. Im Gegensatz dazu können positive Selbstgespräche unsere Motivation stärken, unsere Selbstachtung verbessern und dazu beitragen, unsere sportlichen Ziele zu erreichen.

Selbstvertrauen ist ein weiterer entscheidender Faktor für sportlichen Erfolg. Es handelt sich dabei um unser inneres Vertrauen in unsere Fähigkeiten, Fertigkeiten und Leistungen. Ein starker Glaube an sich selbst kann dazu führen, dass wir uns Herausforderungen eher stellen, anstatt sie zu meiden, und motiviert bleiben, auch wenn wir auf Schwierigkeiten oder Rückschläge stoßen. Selbstvertrauen ist nicht nur ein Merkmal erfolgreicher Sportler, es ist auch etwas, das wir kultivieren und entwickeln können.

Die Verbindung zwischen Selbstgespräch und Selbstvertrauen ist stark. Indem wir lernen, unsere Selbstgespräche bewusster zu gestalten und auf eine positive, unterstützende Weise mit uns selbst zu kommunizieren, können wir unser Selbstvertrauen stärken. Wenn wir anfangen, unsere Stärken und Fähigkeiten anzuerkennen, anstatt uns auf unsere Schwächen zu konzentrieren, wenn wir uns daran erinnern, wie weit wir gekommen sind, anstatt uns darauf zu konzentrieren, wie weit wir noch zu gehen haben, können wir beginnen, ein stärkeres, widerstandsfähigeres Selbstvertrauen aufzubauen.

Erfolgreiche Hobbysportler nutzen häufig positive Selbstgespräche, um sich selbst zu motivieren, ihre Ziele zu visualisieren und ihre Leistung zu verbessern. Aber es ist wichtig, zu erkennen, dass dieses positive Selbstgespräch nicht automatisch kommt. Es erfordert Bewusstsein, Anstrengung und Übung, um aus selbstkritischen Gedanken aufbauende, motivierende Botschaften zu machen. Mit der Zeit kann jedoch dieser bewusste Prozess zur Gewohnheit werden, wodurch eine stärkere, selbstbewusste innere Stimme entsteht, die bereit ist, die Herausforderungen des Sports und des Lebens zu meistern. Die folgende Übung ist darauf ausgelegt, Ihnen dabei zu helfen,

Ihre eigenen Selbstgespräche bewusster wahrzunehmen, negative Gedankenmuster zu identifizieren und durch positive Selbstgespräche zu ersetzen.

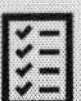

Übung: Positives Selbstgespräch

- **Bewusstsein schaffen**

Der erste Schritt, um die Kontrolle über Ihr Selbstgespräch zu erlangen, besteht darin, sich bewusst zu machen, was Sie sich selbst sagen. Nehmen Sie sich einige Tage Zeit und achten Sie darauf, welche Gedanken Ihnen durch den Kopf gehen, bevor Sie mit dem Training beginnen, während Sie sich anstrengen und nachdem Sie Ihre Übungen beendet haben. Sie könnten überrascht sein, wie oft Sie sich selbst kritisieren oder sich selbst herabsetzen, ohne es zu merken.

- **Negative Gedanken identifizieren**

Sobald Sie sich Ihrer inneren Stimme bewusst sind, beginnen Sie, spezifische Gedanken zu identifizieren, die Ihr Selbstvertrauen untergraben oder Ihre sportliche Leistung beeinträchtigen könnten. Dies könnte so aussehen: „Ich bin zu langsam", „Ich werde nie in der Lage sein, das zu schaffen" oder „Ich bin einfach nicht so talentiert wie andere."

- **Negative Gedanken durch positive ersetzen**

Der nächste Schritt ist es, diese negativen Gedanken durch positive, unterstützende und realistische Aussagen zu ersetzen. Anstatt sich selbst zu sagen, „Ich kann das nicht", könnten Sie sich vorstellen, wie Sie sagen: „Ich kann das lernen und mich verbessern." Statt „Ich bin nicht gut genug" könnten Sie sich selbst erinnern: „Ich mache Fortschritte, und das ist das, was zählt."

- **Positives Selbstgespräch üben**

Sobald Sie beginnen, Ihre negativen Gedanken durch positive zu ersetzen, ist es wichtig, dieses neue Selbstgespräch zu üben. Wiederholen Sie Ihre positiven Aussagen regelmäßig – vor, während und nach Ihrem Training. Mit der Zeit wird dieses bewusste positive Selbstgespräch zur Gewohnheit und Sie werden feststellen, dass sich Ihr Selbstvertrauen und Ihre Leistung verbessern.

Erinnern Sie sich daran, dass die Entwicklung eines positiven Selbstgesprächs nicht über Nacht passiert. Es erfordert Geduld, Übung und Ausdauer. Aber mit der Zeit werden Sie bemerken, dass Sie sich selbst mit mehr Freundlichkeit und Unterstützung begegnen, was sich auch positiv auf Ihre sportliche Leistung auswirken kann.

Resilienz und Umgang mit Misserfolgen und Rückschlägen

Resilienz – oder die Fähigkeit, sich von Schwierigkeiten oder Misserfolgen zu erholen – ist eine Schlüsselkomponente im Sport und im Leben allgemein. Für Hobbysportler kann der Aufbau von Resilienz den Unterschied zwischen dem Aufgeben nach einem harten Trainingstag oder dem Aufstehen und Wiedereinstieg ausmachen. Es ist der innere Kompass, der uns auf unserem sportlichen Weg hält, selbst, wenn die Dinge nicht wie geplant laufen.

Sport ist von Natur aus eine Herausforderung. Es geht darum, sich zu verbessern, Grenzen zu überschreiten und das Beste aus sich herauszuholen. Doch auf diesem Weg stoßen wir zwangsläufig auf Hürden und Rückschläge. Es kann Verletzungen geben, Tage, an denen wir uns einfach nicht in Form fühlen, oder Zeiten, in denen wir trotz unserer Bemühungen keine Fortschritte sehen. Diese Rückschläge können demotivierend sein und uns dazu verleiten, uns selbst zu hinterfragen.

Doch hier kommt die Resilienz ins Spiel. Resilienz ist nicht die Fähigkeit, Misserfolge oder Schwierigkeiten zu vermeiden – das ist schließlich unmöglich. Stattdessen geht es darum, wie wir auf diese Herausforderungen reagieren. Resiliente Hobbysportler betrachten Rückschläge nicht als endgültige Niederlagen, sondern als Gelegenheiten zum Lernen und Wachsen.

Es ist die Fähigkeit, nach einer Niederlage wieder aufzustehen und weiterzumachen, die uns wirklich wachsen lässt. Jeder Rückschlag, jeder Misserfolg bietet uns wertvolle Lektionen, die wir in zukünftige Erfolge umsetzen können. Vielleicht zeigt ein Misserfolg uns Bereiche, in denen wir uns verbessern müssen. Vielleicht lehrt uns ein Rückschlag, dass wir mehr Ruhe und Erholung brauchen oder dass wir unsere Strategie anpassen müssen. In jedem Fall ist es eine Gelegenheit zum Wachstum.

Resilienz im Sport geht Hand in Hand mit einem gesunden Selbstgespräch und Selbstbewusstsein. Es bedeutet, Misserfolge als temporär und spezifisch anzuerkennen, anstatt sie als dauerhaft und allumfassend zu betrachten. Mit anderen Worten: Anstatt zu denken, „Ich bin ein Versager", könnten wir denken: „Ich habe in dieser speziellen Situation versagt, aber ich kann daraus lernen und mich verbessern."

Resilienz ist eine Fähigkeit, die trainiert und entwickelt werden kann, genau wie körperliche Stärke oder Ausdauer. Und genau wie diese Fähigkeiten braucht es Zeit, Geduld und Praxis, um sie aufzubauen. Aber die Belohnungen sind es wert: ein stärkeres Selbstbewusstsein, eine größere Ausdauer inmitten von Schwierigkeiten und die Fähigkeit, aus jedem Rückschlag stärker hervorzugehen. Resilienz ist nicht nur der Schlüssel zur sportlichen Leistung, sondern auch zu einem erfüllteren, widerstandsfähigeren Leben insgesamt.

Um die Stärkung der Resilienz praktisch umzusetzen, finden Sie nachfolgend eine Übung, die als „Rückschlags-Tagebuch" bezeichnet wird. Diese

Übung hilft Ihnen, Rückschläge in einem anderen Licht zu sehen und sie als Chancen zum Lernen und Wachsen zu nutzen.

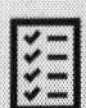

Übung: Rückschlags-Tagebuch

- **Identifizieren Sie einen Rückschlag**
Schreiben Sie einen aktuellen Rückschlag oder Misserfolg in Ihrem Training auf, den Sie erlebt haben. Es kann etwas sein, das Sie verärgert, enttäuscht oder frustriert hat. Beschreiben Sie, was passiert ist, wie es sich angefühlt hat und welche Gedanken Sie dabei hatten.
- **Analysieren Sie den Rückschlag**
Fragen Sie sich, was zu diesem Rückschlag geführt hat. War es ein Mangel an Vorbereitung, eine Fehleinschätzung, ein unvorhergesehenes Ereignis? Versuchen Sie, die Ursachen so objektiv wie möglich zu betrachten.
- **Suchen Sie nach Lernmöglichkeiten**
Fragen Sie sich, was Sie aus dieser Situation lernen können. Welche Anpassungen könnten Sie vornehmen, um in ähnlichen Situationen in der Zukunft besser zu agieren? Was hat dieser Rückschlag Ihnen über sich selbst, Ihren Sport oder Ihre Trainingsmethoden beigebracht?
- **Planen Sie Ihren nächsten Schritt**
Jetzt, da Sie den Rückschlag analysiert und daraus gelernt haben, was ist Ihr nächster Schritt? Wie werden Sie das Gelernte in die Tat umsetzen? Schreiben Sie einen konkreten Aktionsplan auf, den Sie in Ihr Training integrieren können.
- **Üben Sie Selbstakzeptanz**
Zum Schluss nehmen Sie sich einen Moment, um sich selbst gegenüber mitfühlend zu sein. Rückschläge und Misserfolge sind Teil des sportlichen Prozesses und nichts, wofür Sie sich schämen sollten. Sprechen Sie einige Worte der Ermutigung und Anerkennung zu sich selbst.

Wiederholen Sie diese Übung jedes Mal, wenn Sie einen Rückschlag erleben. Mit der Zeit werden Sie feststellen, dass sich Ihre Einstellung zu Misserfolgen verändert und dass Sie sich stärker und widerstandsfähiger fühlen.

Assessment-Strategien zur Beurteilung des Trainingserfolgs

Das folgende Kapitel konzentriert sich auf einen weiteren wesentlichen Aspekt der Neuroathletik: Assessment-Strategien. Als Hobbysportler ist es von unschätzbarem Wert, die Fähigkeit zu haben, Ihre Fortschritte zu messen und zu bewerten. Mit den richtigen Assessment-Strategien können Sie nicht nur Ihren aktuellen Leistungsstand erfassen, sondern auch gezielte Maßnahmen zur Verbesserung Ihrer sportlichen Fähigkeiten ableiten.

Einführung in Assessment-Strategien

In der Welt des Sports und insbesondere in der Neuroathletik sind Assessments entscheidende Werkzeuge. Sie bieten eine objektive Methode, um den Stand Ihrer Fähigkeiten zu messen und Fortschritte im Laufe der Zeit zu verfolgen. Aber was genau sind Assessments und wie werden sie in der Neuroathletik verwendet?

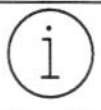

Definition: Assessment

Assessments, oder Bewertungsverfahren, sind systematische Prozesse zur Sammlung von Informationen über eine Person, in diesem Fall über einen Sportler. Sie können dazu verwendet werden, körperliche Fähigkeiten, motorische Fähigkeiten, physiologische Aspekte und sogar psychologische Faktoren zu bewerten. Im Kontext der Neuroathletik konzentrieren sich Assessments häufig auf Aspekte wie Gleichgewicht, Stabilität, Bewegungsqualität und visuelle Funktionen – all dies sind Bereiche, die eng mit unserer neuronalen Leistungsfähigkeit verbunden sind.

Ein Hauptziel von Assessments im neuroathletischen Training ist es, Stärken und Schwächen eines Sportlers zu identifizieren. Mit diesen Informationen können dann gezielte Trainingspläne erstellt werden, um Schwächen auszugleichen und Stärken weiter zu verbessern. Dies ermöglicht eine individuell angepasste Trainingsgestaltung, die letztendlich zu optimierten Trainingsergebnissen führt.

Darüber hinaus können Assessments auch dazu dienen, den Fortschritt im Laufe der Zeit zu überwachen und die Wirksamkeit des Trainings zu überprüfen. So kann beispielsweise die Verbesserung der Bewegungsqualität oder

der visuellen Funktionen nach einem spezifischen Trainingszyklus gemessen werden. Dies gibt nicht nur dem Sportler, sondern auch dem Trainer wertvolle Rückmeldungen und ermöglicht gegebenenfalls eine Anpassung des Trainings.

Es gibt eine Vielzahl von Assessment-Methoden und -Instrumenten, die im neuroathletischen Training zum Einsatz kommen. Einige davon sind relativ einfach und erfordern wenig oder keine spezielle Ausrüstung, wie zum Beispiel bestimmte Bewegungstests oder die Beobachtung der Körperhaltung und Bewegungsabläufe. Andere Assessments können komplexer sein und spezielle Geräte erfordern, wie z. B. Instrumente zur Messung der Gleichgewichtsfähigkeit oder spezielle Tests zur Analyse der Augenkoordination.

Es ist wichtig, zu betonen, dass alle Assessment-Methoden nur so gut sind wie ihre Anwendung. Daher ist es essentiell, die richtige Methode für das individuelle Ziel und den Kontext auszuwählen und die Ergebnisse sorgfältig zu interpretieren. Darüber hinaus sollte stets darauf geachtet werden, dass Assessments in einer sicheren und respektvollen Art und Weise durchgeführt werden, die die Einzigartigkeit und Individualität jedes Sportlers berücksichtigt.

Zusammenfassend kann man sagen, dass Assessments im neuroathletischen Training ein unverzichtbares Werkzeug zur Messung und Optimierung der sportlichen Leistung sind. Sie ermöglichen es uns, einen detaillierten Einblick in unsere Fähigkeiten zu erhalten, individuell angepasste Trainingspläne zu erstellen und unseren Fortschritt im Laufe der Zeit zu verfolgen. Mit dem richtigen Verständnis und der richtigen Anwendung dieser Methoden können wir unsere sportlichen Ziele nicht nur erreichen, sondern sogar übertreffen.

Exkurs: Assessment-Strategien im Profisport – Erfolgsgeheimnisse der Spitzensportler

Die Welt des Profisports ist ein Ort, an dem Sieg und Niederlage oft durch die kleinsten Margen entschieden werden. Hier geht es nicht nur um physische Stärke oder angeborenes Talent; es geht um eine Kombination aus physischer Leistung, mentaler Stärke, strategischer Planung und einer beständigen Verpflichtung zur Verbesserung. In diesem hochkompetitiven Umfeld können Assessment-Strategien den Unterschied zwischen einem guten und einem großartigen Athleten ausmachen.

Bevor wir tief in die faszinierende Welt der Assessment-Strategien im Profisport eintauchen, lassen Sie uns verstehen, was genau ein Assessment ist. Es handelt sich um eine systematische Methode zur Sammlung und Analyse von Informationen zur Bewertung und Verbesserung der Leistung. Im Profisport kann dies alles umfassen, von der Überwachung der körperlichen Fitness und des Ernährungszustands eines Athleten bis hin zur Analyse seiner mentalen Stärke und seiner Fähigkeit, unter Druck zu bestehen. Und warum ist das wichtig? Nun, stellen Sie sich das Assessment als eine Art Karte vor, die einen Weg zur Spitze aufzeigt. Es hilft den Athleten und ihren Trainern, Stärken zu erkennen und zu nutzen, Schwachstellen zu identifizieren und zu verbessern und letztendlich eine maßgeschneiderte Strategie zu entwickeln, die den Athleten auf den Weg zum Sieg führt.

Eine der grundlegendsten Assessment-Strategien im Profisport ist die Leistungsdiagnostik. Diese umfassende körperliche Untersuchung misst alles, von der Herz-Kreislauf-Ausdauer über die Muskelkraft bis hin zur Flexibilität und Körperzusammensetzung des Athleten. Aber das ist nur die Spitze des Eisbergs. Fortgeschrittene Technologien wie Biomechanik-Analysen, GPS-Tracking-Systeme und tragbare Sensoren liefern detaillierte Daten über Bewegungsabläufe, Spielstrategien und sogar den Erholungsstatus des Athleten.

Doch die körperliche Leistungsfähigkeit ist nur ein Teil des Puzzles. Im Profisport ist die mentale Stärke genauso wichtig. Psychologische Assessments helfen dabei, Schlüsselelemente wie Selbstvertrauen, Konzentration, Stressbewältigung und Teamdynamik zu verstehen. Sportpsychologen nutzen eine Vielzahl von Methoden, von strukturierten Interviews bis hin zu standardisierten Fragebögen, um die mentalen Stärken und Schwächen eines Athleten zu ermitteln und Strategien zur Verbesserung der mentalen Leistungsfähigkeit zu entwickeln.

Und dann gibt es noch die Ernährungsbeurteilung, eine weitere entscheidende Komponente im Assessment-Portfolio des Profisports. Eine optimale Ernährung ist entscheidend für die Leistungsfähigkeit und die Erholung des Athleten. Ernährungsberater nutzen eine Vielzahl von Werkzeugen, von Ernährungstagebüchern bis hin zu Bluttests, um den Ernährungsstatus und die Ernährungsgewohnheiten eines Athleten zu bewerten. Auf der Grundlage dieser Informationen entwickeln sie individuelle Ernährungspläne, die auf die spezifischen Anforderungen und Ziele des Athleten abgestimmt sind.

Die Assessments enden jedoch nicht bei der physischen und mentalen Leistungsfähigkeit. Sie erstrecken sich auch auf den Lebensstil der Athleten außerhalb des Spielfelds. Schlafbewertungen sind ein gutes Beispiel dafür. Schlaf spielt eine entscheidende Rolle bei der Erholung und Leistungsfähigkeit. Durch die Bewertung der Schlafgewohnheiten und -qualität können die Auswirkungen des Schlafs auf die Leistung besser verstanden und Strategien entwickelt werden, um einen optimalen Schlaf zu fördern.

Eine weitere innovative Strategie in der Assessment-Welt des Profisports ist die Nutzung der Sporttechnologie zur Beurteilung und Verbesserung der Technik. Hochgeschwindigkeitskameras, Bewegungserfassungssysteme und fortschrittliche Analyseprogramme können die feinsten Details in der Technik eines Athleten aufdecken, die für das menschliche Auge unsichtbar sind. Diese Technologien ermöglichen es Trainern und Athleten, technische Fehler zu erkennen und Korrekturen vorzunehmen, die die Leistung verbessern und das Verletzungsrisiko minimieren können. Schließlich sollte nicht übersehen werden, dass Assessment-Strategien im Profisport auch eine wichtige Rolle bei der Verletzungsprävention und -rehabilitation spielen. Durch die regelmäßige Beurteilung der körperlichen Belastung, der Bewegungsmechanik und der Regenerationsfähigkeit eines Athleten können Trainer und medizinisches Personal potenzielle Verletzungsrisiken erkennen und angepasste Trainingsprogramme entwickeln, um diese Risiken zu minimieren. Im Falle einer Verletzung können Assessments dazu beitragen, den Heilungsprozess zu überwachen und einen sicheren und effektiven Rückkehrplan zu erstellen.

Assessment-Strategien im Profisport bieten einen unverzichtbaren Einblick in die vielschichtige Welt der Sportperformance. Sie sind das Instrument, das es Trainern und Athleten ermöglicht, die Grenzen des Möglichen immer weiter zu verschieben und den Weg zur Spitze zu ebnen. In diesem ständigen Streben nach Exzellenz sind sie das Radar, das den Kurs in den unvorhersehbaren Gewässern des Profisports bestimmt.

Es mag zwar so erscheinen, als ob diese fortschrittlichen Assessment-Strategien nur für die Elite reserviert sind, aber das ist nicht der Fall. Es gibt viele Möglichkeiten, wie Hobbysportler diese Prinzipien und Methoden in ihre eigene Sportroutine integrieren können. Im nächsten Kapitel erfahren Sie daher mehr über die praktische Anwendbarkeit von Assessment-Methoden für Hobbysportler. Zudem wird aufgezeigt, wie Sie diese nutzen können, um Ihre Gesundheit zu verbessern, Ihre Leistung zu steigern sowie Ihre Ziele zu erreichen.

Assessment-Strategien für Hobbysportler

Auch wenn Sie keinen Zugang zu den fortschrittlichsten Tools und Technologien haben, können Sie immer noch eine Vielzahl von Assessment-Strategien anwenden, um Ihr Training zu optimieren. Nachfolgend finden Sie einige Assessments, die Sie selbst durchführen können, um verschiedene Aspekte Ihrer Fitness und sensorischen Fähigkeiten zu bewerten. Beachten Sie jedoch, dass diese Art von Tests eine professionelle Untersuchung durch einen entsprechenden Experten nicht ersetzt. Wenn Sie während eines Tests Probleme bemerken, ist es ratsam, einen Fachmann zu konsultieren.

Allgemeine Fitness

Selbstbeurteilung der allgemeinen Fitness

- **Machen Sie sich bereit**

Sorgen Sie dafür, dass Sie sich in einer ruhigen und entspannten Umgebung befinden, in der Sie sich auf Ihre Selbstbewertung konzentrieren können. Nehmen Sie sich etwas Zeit, um über Ihre aktuelle körperliche Verfassung nachzudenken.

- **Bewerten Sie Ihr Energielevel**

Denken Sie darüber nach, wie energisch Sie sich im Allgemeinen fühlen. Fühlen Sie sich oft müde und ausgelaugt oder haben Sie das Gefühl, dass Sie viel Energie haben und bereit sind, die Herausforderungen des Tages zu meistern?

- **Bewerten Sie Ihre Ausdauer**

Wie lange und wie intensiv können Sie körperliche Aktivitäten ausführen, bevor Sie sich erschöpft fühlen? Können Sie lange Strecken laufen oder intensive Übungen durchführen, ohne aus der Puste zu kommen?

- **Bewerten Sie Ihre Kraft**

Wie stark fühlen Sie sich? Berücksichtigen Sie sowohl Ihre oberen als auch Ihre unteren Muskelgruppen. Können Sie schwere Gegenstände leicht heben oder haben Sie Schwierigkeiten, Gewichte zu heben, die Sie früher problemlos bewältigen konnten?

- **Bewerten Sie Ihre Flexibilität**

Sind Sie in der Lage, ein breites Spektrum an Bewegungen auszuführen, ohne sich unwohl oder eingeschränkt zu fühlen? Können Sie sich problemlos bücken, strecken und drehen?

- **Geben Sie sich eine Gesamtpunktzahl**

Nachdem Sie jeden dieser Aspekte bewertet haben, geben Sie sich selbst eine Gesamtpunktzahl auf einer Skala von 1 (sehr schlecht) bis 10 (ausgezeichnet). Versuchen Sie, ehrlich zu sein und eine realistische Einschätzung Ihrer allgemeinen Fitness zu geben, oder nutzen Sie die folgende Skala:

1. Sehr schlecht
2. Schlecht
3. Ziemlich schlecht
4. Unter dem Durchschnitt
5. Durchschnittlich
6. Ziemlich gut
7. Gut
8. Sehr gut
9. Ausgezeichnet
10. Außergewöhnlich gut

Auswertung:
Wenn Sie Ihre Punktzahl berechnet haben, denken Sie darüber nach, was sie für Ihre aktuelle Fitness bedeutet. Eine niedrige Punktzahl kann darauf hindeuten, dass es Bereiche gibt, in denen Sie sich verbessern müssen, während eine hohe Punktzahl darauf hindeuten kann, dass Sie in guter Form sind. Beachten Sie jedoch, dass diese Selbstbewertung subjektiv ist und möglicherweise nicht genau Ihre tatsächliche Fitness widerspiegelt, doch sie kann Schwachstellen aufdecken, an denen Sie gezielt arbeiten können, um Ihr Leistungsniveau deutlich zu steigern.

Herzfrequenz-Messung

• Bereiten Sie sich vor

Um Ihre Ruheherzfrequenz zu messen, sollten Sie mindestens fünf Minuten ruhig sitzen oder liegen. Verwenden Sie einen Herzfrequenzmesser oder eine spezialisierte App auf Ihrem Smartphone oder Ihrer Smartwatch, wenn Sie eine haben. Sie können Ihre Herzfrequenz auch manuell messen, indem Sie Ihren Puls am Handgelenk oder am Hals fühlen.

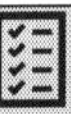

Anleitung: Puls ohne Hilfsmittel messen

- Suchen Sie einen Punkt, an dem Sie Ihren Puls fühlen können. Dies sind normalerweise Bereiche, wo eine Arterie nahe an der Hautoberfläche liegt und über einem Knochen verläuft. Gute Stellen sind das Handgelenk (die Innenseite, nahe der Daumenbasis) und der Hals (an der Seite des Kehlkopfes).
- Legen Sie die Spitzen Ihres Zeige- und Mittelfingers auf die Stelle.
- Drücken Sie nicht zu fest, sonst unterbrechen Sie den Blutfluss und können den Puls nicht spüren. Wenn Sie den Puls fühlen, zählen Sie die Schläge für eine Dauer von 60 Sekunden. Wenn Sie es eilig haben oder den Puls nicht gut fühlen, zählen Sie für 15 Sekunden und multiplizieren Sie das Ergebnis mit 4. Notieren Sie sich die Anzahl der Schläge pro Minute. So erhalten Sie Ihren Puls.

• Messen Sie Ihre Ruheherzfrequenz

Beginnen Sie mit der Messung Ihrer Ruheherzfrequenz. Dies ist die Anzahl der Herzschläge pro Minute, wenn Sie vollkommen entspannt und in Ruhe sind. Notieren Sie sich diesen Wert. Der beste Zeitpunkt für diese Messung ist normalerweise gleich nach dem Aufwachen am Morgen, noch bevor Sie aus dem Bett aufstehen.

- **Beginnen Sie mit dem Training**

Führen Sie eine Übung Ihrer Wahl durch, die Ihre Herzfrequenz erhöht. Dies könnte Joggen, Radfahren, Seilspringen oder Ähnliches sein. Machen Sie dies für mindestens fünf Minuten, um sicherzustellen, dass Ihre Herzfrequenz stabil ist.

- **Messen Sie Ihre Herzfrequenz während des Trainings**

Messen Sie Ihre Herzfrequenz erneut während des Trainings. Notieren Sie sich diesen Wert. Eine gute Zeit für diese Messung ist direkt am Ende Ihrer Übungseinheit, wenn Ihre Herzfrequenz ihren Höhepunkt erreicht hat.

- **Erholungszeit**

Nach dem Training sollten Sie Ihre Herzfrequenz während der Erholungsphase messen. Dies ist die Zeit, die Ihr Herz benötigt, um nach der Belastung wieder auf seine Ruhefrequenz zurückzukehren. Je schneller dies geschieht, desto fitter sind Sie in der Regel. Beginnen Sie mit der Messung sofort nach dem Ende Ihrer Übung und setzen Sie die Messung fort, bis Ihre Herzfrequenz wieder auf ihren Ruhezustand zurückgekehrt ist.

Auswertung:

Die Herzfrequenz ist ein guter Indikator für Ihre kardiovaskuläre (also das Herz und die Gefäße betreffende) Fitness. Eine niedrigere Ruheherzfrequenz deutet oft auf ein höheres Maß an kardiovaskulärer Fitness hin. Eine hohe Herzfrequenz während des Trainings zeigt an, dass Sie hart arbeiten. Aber das wichtigste Maß ist oft, wie schnell Ihre Herzfrequenz nach dem Training wieder auf den Ruhewert sinkt. Dies wird als Erholungsherzfrequenz bezeichnet und sollte innerhalb von wenigen Minuten deutlich sinken.

Im Allgemeinen gilt, dass eine Erholungszeit von etwa 15-20 Schlägen pro Minute in der ersten Minute nach der Belastung als gut angesehen wird. Menschen unter 30 Jahren könnten bis zu 25-30 Schläge pro Minute in der ersten Minute sehen, während Menschen über 50 Jahren vielleicht nur eine Erholung von 12 bis 15 Schlägen pro Minute in der ersten Minute erreichen.

Beachten Sie jedoch, dass viele Faktoren Ihre Herzfrequenz beeinflussen können, darunter Ihr Alter, Ihr Geschlecht, Medikamente, Stress und mehr. Daher ist es wichtig, Ihre Messungen im Kontext zu betrachten und gegebenenfalls einen Arzt oder Fitnessprofi zu konsultieren.

Körperfettmessung

- **Vorbereiten der Messgeräte**

Um Ihren Körperfettanteil zu Hause zu messen, benötigen Sie ein Maßband. Diese Werte, die Sie mithilfe des Maßbands erfassen (siehe nachfolgende Anleitung), können Sie dann beispielsweise in die entsprechenden Reiter auf der untenstehenden Website eingeben.

Wählen Sie hier die NAVY-Methode, da diese etwas genauer ist.

- **Messung des Körperumfangs**

Mit dem Maßband messen Sie den Umfang an verschiedenen Stellen Ihres Körpers. Die genauen Stellen können je nach Tabelle variieren, aber üblicherweise sind das die Taille, die Hüfte und evtl. die Arme und Beine. Achten Sie darauf, das Maßband horizontal um Ihren Körper zu legen und es nicht zu stramm zu ziehen.

- **Aufzeichnen der Maße**

Notieren Sie sich alle Ihre Maße und wiederholen Sie den Vorgang ein paar Male, um sicherzustellen, dass Ihre Messungen korrekt sind.

- **Verwenden der Tabelle**

Jetzt können Sie Ihre Maße in die Körperfettmessungstabelle eintragen und Ihren geschätzten Körperfettanteil ermitteln.

Optional, aber genauer: Die Caliper-Methode

Die Messung des Körperfetts mit einem Caliper (auch Fettzange genannt) ist eine gängige Methode zur Bestimmung des Körperfettanteils. Nachfolgend finden Sie die Schritte, um eine Caliper-Messung durchzuführen:

- **Vorbereitung**

Ziehen Sie so viel Kleidung wie möglich aus und stehen Sie in einer aufrechten Position.

- **Auswahl der Messpunkte**

Messen Sie an mindestens drei verschiedenen Punkten am Körper. Häufige Messpunkte sind der Bauch (etwa 2 cm neben dem Bauchnabel), der Trizeps (die Mitte zwischen Schulter und Ellenbogen an der Rückseite des Armes) und die Hüfte (etwa eine Handbreit über dem Hüftknochen). Es gibt verschiedene Methoden, die zwischen 3 und 7 Messpunkten variieren.

- **Messen**

Kneifen Sie mit Daumen und Zeigefinger der einen Hand die Haut an der gewählten Stelle zusammen. Platzieren Sie die Caliper mit der anderen Hand etwa 1 cm unterhalb der Fingerspitzen und lassen Sie die Caliper die Hautfalte messen. Die Messung sollte recht zügig durchgeführt werden, um den Einfluss von Druck auf das Gewebe zu minimieren.

- **Aufzeichnen der Messungen**

Schreiben Sie die Messwerte auf. Wiederholen Sie die Messungen an den ausgewählten Stellen zwei weitere Male. Der Durchschnitt der drei Messungen an jeder Stelle wird für die Berechnung des Körperfettanteils verwendet.

- **Berechnung des Körperfettanteils**

Tragen Sie den Durchschnitt der Messungen in den folgenden Online-Rechner ein (unter dem Punkt *„Fettmessung mit Caliper“*), der auf der Grundlage der Summe Ihrer Hautfaltenmessungen den Körperfettanteil berechnet.

Wenn Sie diesen QR-Code scannen, können Sie unter dem Punkt „Fettmessung mit Caliper“ Ihre Werte eingeben. Nach Eingabe Ihrer Werte wird Ihr Körperfett automatisch aus diesen errechnet.

Auswertung:

Die Auswertung basiert auf den Werten, die Sie erarbeitet haben. Ein gesunder Körperfettanteil variiert je nach Geschlecht und Alter. Allgemein gilt: Männer sollten einen Körperfettanteil von 15-20 % anstreben, während Frauen einen Körperfettanteil von 20-25 % anstreben sollten. Werte, die deutlich über diesen Empfehlungen liegen, können auf ein erhöhtes Gesundheitsrisiko hinweisen.

Bitte beachten Sie, dass diese Methoden zur Messung des Körperfettanteils einer Schätzung unterliegen und daher möglicherweise nicht hundertprozentig genau sind. Für eine genaue Messung wäre eine professionelle Körperfettanalyse notwendig.

Propriozeptives System

Einbeinstand

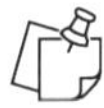

Hinweis: Der Einbeinstand ist sowohl Assessment-Methode als auch Übung für das propriozeptive System zugleich. Sie finden den Einbeinstand daher im späteren Verlauf des Buches auch unter den neuroathletischen Übungen.

- **Vorbereitung des Raumes**
Suchen Sie sich einen ruhigen Raum mit genügend Platz, um die Übung sicher durchzuführen. Stellen Sie sicher, dass sich nichts in unmittelbarer Nähe befindet, an dem Sie sich stoßen könnten, wenn Sie das Gleichgewicht verlieren.
- **Durchführung des Einbeinstands**
Stellen Sie sich aufrecht hin, die Füße hüftbreit auseinander. Heben Sie dann ein Bein vom Boden, indem Sie das Knie beugen. Der Oberschenkel sollte parallel zum Boden sein und das gebeugte Bein einen rechten Winkel bilden. Halten Sie die Arme zur Seite ausgestreckt, um das Gleichgewicht zu halten.
- **Zeitnahme**
Sobald Sie in der Position sind, starten Sie die Zeitnahme. Stoppen Sie die Zeit, sobald Ihr gehobenes Bein den Boden berührt oder Sie das Gleichgewicht verlieren.
- **Wiederholung auf dem anderen Bein**
Führen Sie den Test auch auf dem anderen Bein durch, um Unterschiede in der Balance festzustellen.

Auswertung:
Notieren Sie, wie lange Sie auf jedem Bein stehen können. Ein guter Richtwert für Erwachsene ist, mindestens 30 Sekunden auf jedem Bein halten zu können. Wenn Sie bemerken, dass die Zeit auf einem Bein deutlich kürzer ist, könnte dies auf eine Schwäche oder ein Ungleichgewicht in Ihrer Muskulatur hinweisen. Es ist auch wichtig, zu beachten, dass die Fähigkeit zum Einbeinstand mit zunehmendem Alter abnehmen kann. Ein regelmäßiges Training kann jedoch dazu beitragen, die Balance zu verbessern.

Finger-Nase-Test

- **Vorbereitung des Raumes**
Suchen Sie sich einen ruhigen Raum mit genügend Platz, um die Übung sicher durchzuführen. Es ist wichtig, dass Sie nicht gestört werden, da Sie Ihre Augen während des Tests schließen müssen.
- **Durchführung des Finger-Nase-Tests**
Stellen Sie sich aufrecht hin, die Füße hüftbreit auseinander. Schließen Sie die Augen und strecken Sie den Arm vor Ihrem Körper aus. Bewegen Sie dann Ihren Zeigefinger zur Nase und versuchen Sie, die Spitze Ihrer Nase zu berühren.
- **Wiederholung mit dem anderen Arm**
Führen Sie den Test auch mit dem anderen Arm durch.

Auswertung:
Wenn Sie in der Lage sind, Ihre Nase regelmäßig und ohne große Schwierigkeiten zu treffen, deutet dies auf eine gute propriozeptive Wahrnehmung hin. Wenn Sie jedoch Schwierigkeiten haben, Ihre Nase zu finden, oder wenn Ihre Bewegungen unsicher sind, könnte dies auf eine Beeinträchtigung Ihrer propriozeptiven Fähigkeiten hinweisen. Es ist jedoch wichtig, zu bedenken, dass es normal ist, gelegentlich danebenzutreffen, insbesondere, wenn Sie diese Übung zum ersten Mal durchführen. Bei regelmäßiger Durchführung sollten Sie jedoch eine Verbesserung bemerken.

Schnelle Richtungswechsel

- **Vorbereitung des Raumes**

Wählen Sie einen sicheren Raum mit genügend Platz für Bewegung. Stellen Sie sicher, dass sich keine Gegenstände auf dem Boden befinden, über die Sie stolpern könnten.

- **Durchführung der Übung**

Beginnen Sie in einer stabilen Standposition. Machen Sie einen schnellen Schritt nach vorne, dann sofort einen Schritt zurück. Wiederholen Sie diesen Vorgang in verschiedene Richtungen: links, rechts, diagonal. Sie können die Übung auch dynamischer gestalten, indem Sie zufällige Richtungswechsel einbauen.

- **Wiederholungen**

Führen Sie diese Übung für etwa eine Minute durch. Sie können mehrere Sätze durchführen, je nach Ihrem Fitnesslevel und Komfort.

Auswertung:
Die Fähigkeit, schnelle Richtungswechsel auszuführen und dabei die Balance zu halten, ist ein Indikator für ein gut funktionierendes propriozeptives System. Wenn Sie bemerken, dass Sie häufig das Gleichgewicht verlieren, oder wenn Ihre Bewegungen langsam oder unsicher sind, könnte dies auf eine Schwäche in Ihrem propriozeptiven System hinweisen.

Vestibuläres System

Romberg-Test

- **Vorbereitung des Raumes**

Stellen Sie sicher, dass der Raum, in dem Sie den Test durchführen, sicher und frei von Hindernissen ist. Es ist hilfreich, in der Nähe einer Wand oder eines stabilen Möbelstücks zu sein, an dem Sie sich im Falle eines Gleichgewichtsverlustes festhalten können.

- **Durchführung des Tests**

Stellen Sie sich gerade hin, Füße zusammen, Arme an den Seiten. Wenn Sie sich stabil fühlen, schließen Sie die Augen.

- **Beobachtung**

Halten Sie diese Position so lange wie möglich, idealerweise mindestens 30 Sekunden. Achten Sie darauf, ob Sie Schwankungen oder ein Gefühl von Instabilität bemerken.

Auswertung:
Der Romberg-Test ist eine einfache, aber effektive Methode, um das vestibuläre System zu überprüfen, das für das Gleichgewicht und die räumliche Orientierung verantwortlich ist. Wenn Sie Schwierigkeiten haben, das Gleichgewicht zu halten, während Ihre Augen geschlossen sind, könnte dies auf eine Beeinträchtigung des vestibulären Systems hinweisen.

Unterberger-Tretversuch

- **Vorbereitung des Raumes**

Wie beim Romberg-Test sollte der Raum, in dem Sie den Unterberger-Tretversuch durchführen, sicher und frei von Hindernissen sein. Es ist ratsam, einen Helfer in der Nähe zu haben, der im Falle eines Gleichgewichtsverlustes unterstützen kann.

- **Durchführung des Tests**

Stellen Sie sich aufrecht hin und schließen Sie die Augen. Beginnen Sie dann, auf der Stelle zu marschieren. Machen Sie etwa 50 Schritte mit geschlossenen Augen.

- **Beobachtung**

Ihr Helfer oder Beobachter sollte auf etwaige Drehungen des Körpers während des Marschierens achten. Alternativ können Sie zwischendurch einen „Kontrollblick" durchführen.

Auswertung:
Der Unterberger-Tretversuch ist eine weitere effektive Methode zur Überprüfung des vestibulären Systems. Wenn Sie während des Marschierens eine deutliche Drehung zur Seite feststellen, könnte dies auf eine Störung des vestibulären Systems hinweisen. Sollte dies der Fall sein, ist es ratsam, diese Beobachtungen von einer qualifizierten Person überprüfen zu lassen, da sie das Ergebnis dieses Tests interpretieren und die notwendigen Empfehlungen geben kann.

Einbeinstand

Dieser Test überprüft auch das vestibuläre System. Gehen Sie dazu wie bereits angegeben vor (unter dem Punkt *Propriozeptives System).*

Visuelles System

Akkommodations-Test

- **Positionierung**
Halten Sie einen Stift oder einen ähnlichen Gegenstand in Armeslänge vor sich. Stellen Sie sicher, dass der Hintergrund hinter dem Stift einheitlich ist und nicht vom Test ablenkt.
- **Durchführung des Tests**
Fokussieren Sie Ihre Augen auf den Stift. Bewegen Sie den Stift langsam auf Ihre Nase zu, während Sie Ihren Fokus darauf halten.
- **Beobachtung**
Achten Sie auf eventuelle Doppelbilder oder Schwierigkeiten, den Stift im Fokus zu halten, während er sich nähert.

Auswertung:
Der Akkommodations-Test ist ein einfaches, aber effektives Mittel, um die Fähigkeit Ihrer Augen zur Nahsichtanpassung (Akkommodation) zu überprüfen. Wenn Sie Schwierigkeiten haben, den Stift scharf zu sehen, oder Doppelbilder auftreten, während Sie den Stift näher an Ihre Nase führen, könnte dies auf eine Schwäche der Augenmuskulatur oder andere visuelle Probleme hinweisen.

Blicksprung-Test

- **Vorbereitung des Raumes**
Wählen Sie zwei Punkte aus, die unterschiedlich weit von Ihnen entfernt sind. Ein Punkt könnte beispielsweise ein Objekt in der Nähe sein (wie ein Stift oder ein Punkt auf einem Blatt Papier), der andere Punkt könnte ein weiter entferntes Objekt oder ein Punkt an der Wand gegenüber von Ihnen sein.
- **Durchführung des Tests**
Beginnen Sie damit, Ihren Blick auf den näheren Punkt zu fokussieren. Wechseln Sie dann schnell Ihren Blick zum weiter entfernten Punkt und wieder zurück. Wiederholen Sie diesen Vorgang mehrere Male.
- **Beobachtung**
Achten Sie darauf, ob Sie Schwierigkeiten haben, den Fokus schnell von einem Punkt zum anderen zu wechseln, oder ob es zu einer Verschlechterung der Klarheit kommt, wenn Sie den Fokus wechseln.

Auswertung:
Der Blicksprung-Test ist ein effektives Werkzeug zur Beurteilung der Augenmotorik und der Fähigkeit Ihrer Augen, schnell zwischen verschiedenen Entfernungen zu wechseln. Schwierigkeiten oder Unschärfen beim Wechseln des Fokus können auf Probleme mit der Augenmuskelkoordination oder der Anpassungsfähigkeit der Augen hinweisen.

Sakkaden-Test

- **Positionierung**
Wählen Sie zwei Punkte aus, die einige Zentimeter voneinander entfernt sind. Sie könnten beispielsweise zwei Punkte auf einem Blatt Papier oder auf Ihrem Monitor verwenden.
- **Durchführung des Tests**
Richten Sie Ihren Blick auf einen der Punkte und versuchen Sie dann, Ihre Augen so schnell wie möglich zum anderen Punkt zu bewegen, ohne den Kopf zu bewegen. Wiederholen Sie diesen Vorgang mehrere Male.
- **Beobachtung**
Achten Sie darauf, ob Sie Schwierigkeiten haben, Ihre Augen schnell von einem Punkt zum anderen zu bewegen, oder ob Ihre Augen „nachziehen" oder unscharf werden.

Auswertung:
Der Sakkaden-Test bewertet die Geschwindigkeit und Genauigkeit Ihrer schnellen Augenbewegungen, die als Sakkaden bekannt sind. Schwierigkeiten, die Augen schnell und präzise zu bewegen, können auf Probleme mit den Augenmuskeln oder dem visuellen System hinweisen.

Integration von Assessment-Strategien ins Training

Die aktive Einbindung von Assessment-Strategien in Ihr Training ist ein zentraler Baustein für einen effektiven und zielgerichteten Trainingsprozess. Assessments bilden eine wertvolle Basis, um Ihren aktuellen Zustand und Ihre Fortschritte zu beurteilen und Ihren Trainingsplan entsprechend anzupassen. Sie liefern Ihnen wertvolle Daten über verschiedene Aspekte Ihrer Leistungsfähigkeit, wie zum Beispiel die Qualität und Effizienz Ihrer Bewegungen, Ihre visuelle Funktion und Augenkoordination oder Ihren neuroanatomischen Zustand. Darüber hinaus können sie Schwächen in einem oder mehreren Systemen aufdecken, die sonst unentdeckt geblieben wären.

Eine der grundlegenden Strategien zur Einbindung von Assessments in Ihr Training ist die regelmäßige Durchführung von Assessments im Laufe Ihres Trainings. Dies ist wichtig, um Ihre Entwicklung und Fortschritte kontinuierlich zu überwachen und um Veränderungen in Ihrer Leistungsfähigkeit oder in Ihrer Reaktionsfähigkeit auf das Training frühzeitig zu erkennen. Die Häufigkeit der Assessments kann dabei je nach Ihrer Sportart, Ihrer Trainingsphase und Ihren individuellen Gegebenheiten variieren. Generell ist es jedoch empfehlenswert, mindestens zu Beginn und am Ende einer Trainingsphase ein Assessment durchzuführen, um die Wirksamkeit des Trainings zu beurteilen.

Ein weiterer zentraler Punkt bei der Einbindung von Assessment-Strategien in Ihr Training ist die Anpassung Ihrer Trainingsziele und -methoden, basierend auf den Ergebnissen der Assessments. Stärken, die durch Assessments ermittelt werden, können genutzt werden, um spezifische Leistungsaspekte weiter auszubauen, während identifizierte Schwächen gezielt verbessert werden können. Wenn Sie beispielsweise Schwierigkeiten mit der Qualität Ihrer Bewegungen haben, kann Ihr Training speziell auf die Verbesserung dieser Aspekte ausgerichtet werden. Dies könnte durch gezielte Übungen zur Bewegungskorrektur, durch neuroathletisches Training zur Verbesserung der Kommunikation zwischen Ihrem Gehirn und Ihrem Körper oder durch Übungen zur Stärkung spezifischer Muskelgruppen erreicht werden.

Praxisbeispiel: Integration von Assessment-Strategien in das Training eines Hobbyläufers

Lisa, eine begeisterte Hobbyläuferin, bereitet sich auf ihren ersten Halbmarathon vor. Schon einige 5-km- und 10-km-Läufe hat sie absolviert, doch bei längeren Distanzen treten Kniebeschwerden auf.

Zu Beginn der Vorbereitung nutzt Lisa eine Reihe von Assessments, um ihre aktuelle Leistungsfähigkeit und mögliche Schwachstellen zu identifizieren. Online-Ressourcen und Apps bieten ihr die Möglichkeit, Lauftechnik, Stabilität und Kraft selbstständig zu beurteilen. Hierbei entdeckt Lisa eine Tendenz zur Überpronation, das heißt, ihre Füße neigen dazu, beim Laufen übermäßig nach innen zu rollen, was möglicherweise zu den Knieschmerzen beiträgt.

Mit diesen Informationen erstellt Lisa einen individuellen Trainingsplan. Er enthält spezifische Übungen zur Verbesserung der Lauftechnik und Stabilität, wie propriozeptive Übungen und funktionelles Krafttraining. Zusätzlich berücksichtigt der Plan regelmäßige Dehnübungen, um die Flexibilität zu erhöhen und muskulären Ungleichgewichten entgegenzuwirken.

Lisa führt im Laufe ihrer Vorbereitung die Assessments regelmäßig durch. So kann sie ihren Fortschritt verfolgen und den Trainingsplan entsprechend anpassen. Mit der Zeit verbessert sich Lisas Lauftechnik und die Kniebeschwerden lassen nach. Diese Fortschritte motivieren sie und stärken ihr Selbstvertrauen.

Lisa nutzt also Assessment-Strategien, um ihre Leistungsfähigkeit gezielt zu verbessern und das Risiko von Verletzungen zu minimieren. Diese Herangehensweise ermöglicht es ihr, optimal auf den Halbmarathon vorbereitet zu sein und ihre persönlichen Laufziele zu erreichen.

Wie das Neuroathletik-Training gelingt – so können Sie starten

Erfolgreiches Neuroathletik-Training entsteht nicht spontan auf dem Trainingsfeld, sondern ist das Ergebnis einer sorgfältig durchdachten Vorbereitung und Planung. Bevor Sie in die Trainingsphase treten, gibt es mehrere wichtige Aspekte zu berücksichtigen, die den Unterschied zwischen einem effektiven und einem weniger erfolgreichen Programm ausmachen können.

Eine wesentliche Voraussetzung ist die genaue Bestimmung Ihres aktuellen Fitnessstandes und der individuellen Trainingsziele. Ein detailliertes Bild der eigenen Fähigkeiten und Ziele zu haben, ermöglicht es, einen maßgeschneiderten Trainingsplan zu erstellen, der genau auf die eigenen Bedürfnisse zugeschnitten ist. Um diese entscheidenden Informationen zu sammeln, können Sie auf eine Vielzahl von Assessments zurückgreifen.

Hier sind einige gängige Assessments, die Sie im Verlauf des Ratgebers bereits kennengelernt haben und von Ihnen genutzt werden können:

- Der Einbeinstand-Test kann Aufschluss über das Gleichgewicht und die Propriozeption, also die Wahrnehmung der eigenen Körperposition im Raum, geben.
- Der Schnelle-Richtungswechsel-Test prüft das dynamische Gleichgewicht und die Fähigkeit zur Bewegungskoordination.
- Tests zur visuellen Funktion und Augenkoordination können die visuellen Fähigkeiten und die Augen-Bewegungskoordination bewerten.

Neben der physischen Vorbereitung ist auch das theoretische Verständnis von zentraler Bedeutung. Vor Beginn des Trainings sollten Sie sich mit den grundlegenden Konzepten der Neuroathletik vertraut machen. Es ist wichtig, dass Sie verstehen, dass das Nervensystem die Kontrolle über die Bewegungen des Körpers hat und dass eine Verbesserung der neuronalen Funktionen zu einer Verbesserung der körperlichen Leistung führen kann.

Des Weiteren ist es sinnvoll, dass Sie sich mit den unterschiedlichen Trainingsansätzen und -techniken in der Neuroathletik vertraut machen. Dazu gehören beispielsweise propriozeptive Übungen, kognitive Trainingsmethoden, visuelle und auditive Reizverarbeitung sowie die Integration von mentalen Techniken zur Leistungssteigerung, die Ihnen bereits näher erläutert wurden. Indem Sie sich vor dem Trainingsbeginn ausführlich mit diesen theoretischen Grundlagen beschäftigen, können Sie sicherstellen, dass das Neuroathletik-Training auf einer soliden Basis aufgebaut wird. Dies ermöglicht es

Ihnen, den größtmöglichen Nutzen aus dem Training zu ziehen und die individuellen Leistungsziele effektiv zu erreichen.

Für den Start in ein erfolgreiches Neuroathletik-Training gibt es eine Fülle an hilfreichen Tipps und Tricks, die den Pfad zum Erfolg für Sie ebnen:

- **Kontinuität**: Regelmäßigkeit im Training ist entscheidend für den Fortschritt. Es ist effektiver, mehrmals pro Woche moderat zu trainieren, als gelegentlich intensive Einheiten durchzuführen.
- **Variation**: Durch das kontinuierliche Ändern der Übungen und Trainingsreize bleibt das Nervensystem stets gefordert und wird dazu angeregt, sich anzupassen und zu wachsen.
- **Geduld**: Wie bei jeder großen Unternehmung ist auch beim Neuroathletik-Training Geduld ein treuer Begleiter. Verbesserungen vollziehen sich oft schrittweise und sind nicht immer sofort sichtbar, doch sie werden kommen.

Hinsichtlich der praktischen Umsetzung des Trainings gibt es einige wertvolle Hinweise und Empfehlungen, die Ihnen ebenfalls helfen können:

- Die Trainingsumgebung sollte sicher und geeignet sein. Ein ruhiger, ungestörter Ort ist ideal, um sich voll und ganz auf die Übungen zu konzentrieren.
- Es ist sinnvoll, sich eine Routine zu schaffen. Feste Trainingstage und -zeiten können dabei helfen, das Training zur Gewohnheit zu machen.
- Die Verwendung von Hilfsmitteln, wie z. B. Spiegel zur Kontrolle der Bewegungsausführung oder Apps zur Protokollierung des Fortschritts, können Ihr Training unterstützen und bereichern.

Abschließend sind auch Sicherheit und gesundheitliche Aspekte von großer Bedeutung und sollten nicht außer Acht gelassen werden:

- Jede Trainingseinheit sollten Sie mit einem Aufwärmprogramm beginnen, um das Verletzungsrisiko zu minimieren und den Körper auf das bevorstehende Training vorzubereiten.
- Bei auftretenden Schmerzen oder Unwohlsein sollten Sie das Training sanft anpassen oder pausieren. Bei anhaltenden Beschwerden ist es ratsam, ärztlichen Rat einzuholen.
- Eine ausgewogene Ernährung und ausreichend Schlaf sind wertvolle Verbündete, die die Regeneration unterstützen und den Trainingserfolg fördern.

Mit diesen wertvollen Hinweisen und Empfehlungen kann jeder sein eigenes, erfolgreiches Neuroathletik-Training starten und seine sportlichen Leistungen mit Freude und Begeisterung steigern.

Nicht vergessen: Das richtige Warm-up

Ein erfolgreiches Training beginnt immer mit einem gründlichen Warm-up. Bevor Sie mit den spezifischen Übungen des Neuroathletik-Trainings beginnen, sollten Sie Ihren Körper und Ihr Nervensystem auf die bevorstehende Aktivität vorbereiten. Hier sind einige praktische Schritte, die Sie in Ihre Warm-up-Routine integrieren können:

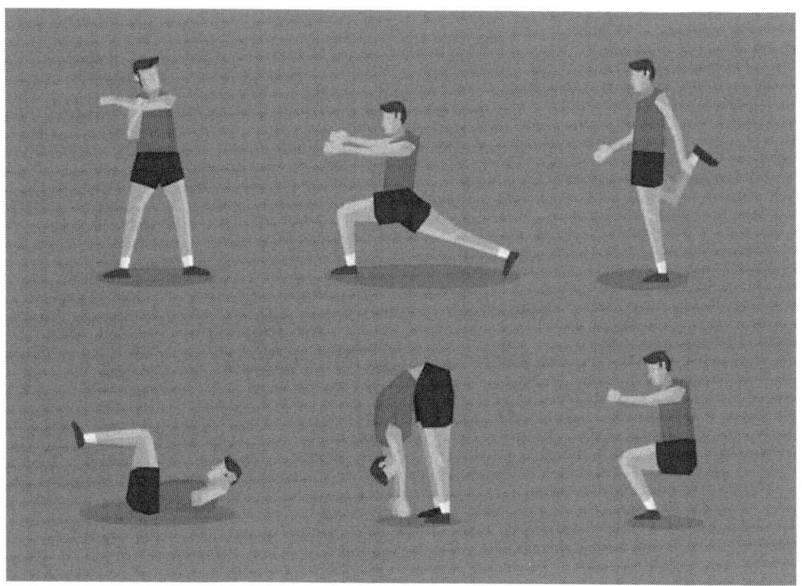

• Leichtes Aufwärmen

Starten Sie mit einer allgemeinen Erwärmungsphase, um Ihre Herzfrequenz zu erhöhen und Ihren Körper auf Betriebstemperatur zu bringen. Dies kann ein leichtes Joggen, Seilspringen oder Radfahren sein, je nachdem, was Ihnen am besten gefällt und was in Ihrer Umgebung machbar ist. Ziel ist es, die Durchblutung zu erhöhen und den Körper auf die anstehende Aktivität vorzubereiten.

• Mobilisierung

Im Anschluss daran ist es sinnvoll, wenn Sie speziell die Gelenke mobilisieren, die Sie im Training stärker beanspruchen werden. So könnten Sie beispielsweise bei einem Fokus auf untere Extremitäten Ihre Hüften, Knie und Knöchel gezielt mobilisieren.

Ein Beispiel für eine solche Mobilisierungsübung wäre die **Knie-Kreisel-Bewegung**:
- Stellen Sie sich aufrecht hin und stützen Sie sich mit einer Hand an einer Wand oder einem stabilen Gegenstand ab.
- Beugen Sie das andere Bein, so dass Ihr Fuß hinter Ihnen ist, und greifen Sie diesen mit Ihrer freien Hand.
- Beginnen Sie nun, Ihr Knie sanft in kleinen kreisenden Bewegungen zu bewegen.
- Führen Sie diese Übung für etwa 30 Sekunden durch und wiederholen Sie sie dann mit dem anderen Bein.

- **Aktivierung der Kernmuskulatur**

Der nächste Schritt ist die Aktivierung Ihrer Kernmuskulatur. Übungen wie Planks, Brücken oder Bird-Dogs können hier hilfreich sein. Diese Übungen aktivieren nicht nur Ihre Kernmuskulatur, sondern verbessern auch Ihre Körperwahrnehmung und Stabilität, was für das neuroathletische Training von entscheidender Bedeutung ist.

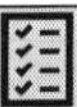

Anleitung für Bird-Dogs:
- Beginnen Sie auf allen Vieren, wobei Ihre Hände direkt unter Ihren Schultern und Ihre Knie direkt unter Ihren Hüften sein sollten. Dies ist Ihre Startposition.
- Strecken Sie nun Ihren rechten Arm nach vorne und gleichzeitig Ihr linkes Bein nach hinten. Ihr Körper sollte eine gerade Linie von Ihrer Hand bis zu Ihrem Fuß bilden.
- Halten Sie diese Position für ein paar Sekunden und achten Sie darauf, dass Ihr Rumpf stabil bleibt und sich nicht zur Seite neigt.
- Kehren Sie langsam in die Startposition zurück und wechseln Sie dann die Seite, indem Sie Ihren linken Arm und Ihr rechtes Bein ausstrecken.
- Wiederholen Sie diese Übung 10-mal pro Seite.

• Neuronales Aufwärmen

Als letzten Schritt könnten Sie ein paar spezifische Übungen einbauen, die das Nervensystem „aufwecken". Das könnten beispielsweise schnelle Richtungswechsel, Koordinationsübungen oder Reaktionsübungen sein. Hierbei geht es nicht um Erschöpfung, sondern darum, das Nervensystem auf die bevorstehenden Anforderungen vorzubereiten.

Eine einfache Übung zur neuronalen Aktivierung könnte ein **seitlicher Hüpfer mit Richtungswechsel** sein:

- Stellen Sie sich gerade hin und stellen Sie Ihre Füße hüftbreit auseinander.
- Hüpfen Sie nun mit beiden Füßen zur Seite, landen Sie auf Ihren Zehen und halten Sie das Gleichgewicht.
- Hüpfen Sie sofort in die entgegengesetzte Richtung und versuchen Sie, den Wechsel so schnell wie möglich durchzuführen.
- Wiederholen Sie diese Übung 10-mal pro Seite.

Am Beispiel:

Für einen Tennisspieler könnte dieses Warm-up wie folgt aussehen:

• Leichtes Aufwärmen (3-5 Minuten)

Beginnen Sie Ihr Warm-up mit einer leichten Bewegung, um den Puls zu erhöhen und die Muskulatur aufzuwärmen. Radfahren oder Hampelmann-Sprünge könnten hierfür ideal sein. Achten Sie darauf, dass Sie ein gleichmäßiges Tempo beibehalten und gleichmäßig atmen.

• Gelenkmobilisierung (3 Minuten)

Mobilisieren Sie Ihre Gelenke, insbesondere Ihre Schulter- und Hüftgelenke, die beim Tennis stark beansprucht werden. Starten Sie zum Beispiel mit Schulterrollen: Heben Sie Ihre Schultern hoch und rollen Sie sie nach hinten und dann nach vorne.

Machen Sie dann Beinpendel: Stützen Sie sich an einer Wand ab und schwingen Sie ein Bein entspannt vor und zurück.

Jede Übung sollte etwa 1 Minute lang durchgeführt werden, um die Beweglichkeit zu verbessern und die Gelenke auf die bevorstehende Aktivität vorzubereiten.

• Aktivierung der Kernmuskulatur (3 Minuten)

Aktivieren Sie Ihre Kernmuskulatur mit Übungen wie Dead Bugs und Superman. Für die Dead-Bug-Übung liegen Sie auf dem Rücken, Arme und Beine in die Luft gestreckt. Bewegen Sie nun abwechselnd den rechten Arm und das linke Bein zum Boden und wieder zurück und dann den linken Arm und das rechte Bein.

Für die Superman-Übung liegen Sie auf dem Bauch und heben Arme und Beine vom Boden ab, so, als würden Sie fliegen. Beide Übungen verbessern die Stabilität und Bewegungskontrolle.

- **Neuronales Aufwärmen (3-5 Minuten)**

In dieser Phase zielen die Übungen darauf ab, Ihr Nervensystem auf die bevorstehende Aktivität vorzubereiten, insbesondere Ihre Reaktionsschnelligkeit und Ihre Fähigkeit zu schnellen Richtungswechseln, zwei Schlüsselelemente im Tennis.

- Zickzack-Läufe: Platzieren Sie fünf Markierungen in einer Zickzack-Linie, etwa 2 Meter voneinander entfernt. Beginnen Sie an der ersten Markierung und laufen Sie so schnell wie möglich zur nächsten Markierung, ändern Sie die Richtung und laufen Sie zur dritten Markierung und so weiter. Wiederholen Sie diese Übung 2- bis 3-mal, um Ihre Geschwindigkeit und Agilität zu erhöhen. Machen Sie nach jedem Durchgang eine kurze Pause, um sicherzustellen, dass Sie jede Wiederholung mit maximaler Intensität durchführen können.
- Tennisball prellen und fangen: Für diese Übung benötigen Sie einen Tennisball und eine Wand. Stehen Sie etwa einen Meter von der Wand entfernt und werfen Sie den Tennisball gegen die Wand. Versuchen Sie, den Ball zu fangen, sobald er von der Wand zurückprallt. Diese Übung schärft Ihre Hand-Auge-Koordination und verbessert Ihre Reaktionsfähigkeit. Variieren Sie die Übung, indem Sie den Ball mit der linken und der rechten Hand werfen und fangen. Führen Sie diese Übung 1-2 Minuten lang durch.

Das Ziel dieser Phase ist nicht die Erschöpfung, sondern die Aktivierung und Vorbereitung Ihres Nervensystems auf die spezifischen Anforderungen des Tennisspiels.

Vergessen Sie nicht, dass das Warm-up eine ideale Gelegenheit ist, um Ihren aktuellen Zustand zu beurteilen. Achten Sie darauf, wie Sie sich fühlen, und passen Sie Ihre Trainingseinheit entsprechend an. Wenn Sie sich beispielsweise besonders steif oder müde fühlen, sollten Sie auf Ihren Körper hören und ihn nicht überfordern. Ein guter Trainingsplan ist immer flexibel und passt sich Ihren Bedürfnissen an.

Ein effektives Warm-up ist also nicht nur eine Aufwärmphase, sondern auch eine Gelegenheit, sich auf die bevorstehende Trainingseinheit einzustellen, den Körper zu spüren und sich mental auf die anstehenden Herausforderungen vorzubereiten. Es ist ein entscheidender Teil des Trainings, den Sie nicht vernachlässigen sollten.

Das propriozeptive System – neuroathletische Übungen für das Bewegungssystem

Die folgenden Übungen verbessern die propriozeptive Wahrnehmung, das Gleichgewicht und die Koordination.

Einbeinstand

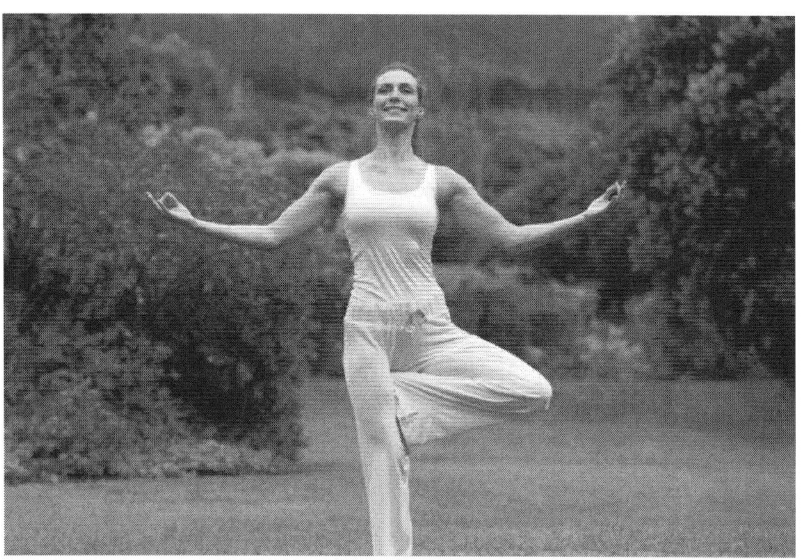

- **Durchführung:**

Stellen Sie sich aufrecht hin und heben Sie ein Bein vom Boden ab, so dass Sie nur auf dem anderen Bein stehen. Halten Sie diese Position so lange wie möglich.

- **Wiederholungen und Sätze:**

3 Sätze à 30 Sekunden pro Bein

- **Schwierigkeitsstufen:**

Anfänger: Mit offenen Augen
Fortgeschritten: Mit geschlossenem Auge
Profi: Auf einer instabilen Unterlage (z. B. Balance-Pad)

- **Häufige Fehler und wie man sie vermeidet:**

Achten Sie darauf, dass Sie nicht zur Seite kippen und dass Ihr Standbein gerade bleibt.

- **Modifikationen oder Variationen:**

Die Übung kann erschwert werden, indem man zusätzliche Bewegungen mit den Armen oder dem freien Bein ausführt.

Balancieren auf einem Balance-Pad

- **Durchführung:**

Stellen Sie sich auf ein Balance-Pad und versuchen Sie, das Gleichgewicht zu halten.

- **Wiederholungen und Sätze:**

3 Sätze à 30 Sekunden

- **Schwierigkeitsstufen:**

Anfänger: Mit beiden Füßen
Fortgeschritten: Einbeinig
Profi: Einbeinig mit geschlossenen Augen

- **Häufige Fehler und wie man sie vermeidet:**

Achten Sie darauf, dass Sie nicht zur Seite kippen und dass Ihr Standbein gerade bleibt.

- **Modifikationen oder Variationen:**

Die Übung kann erschwert werden, indem man zusätzliche Bewegungen mit den Armen oder dem freien Bein ausführt.

Slackline

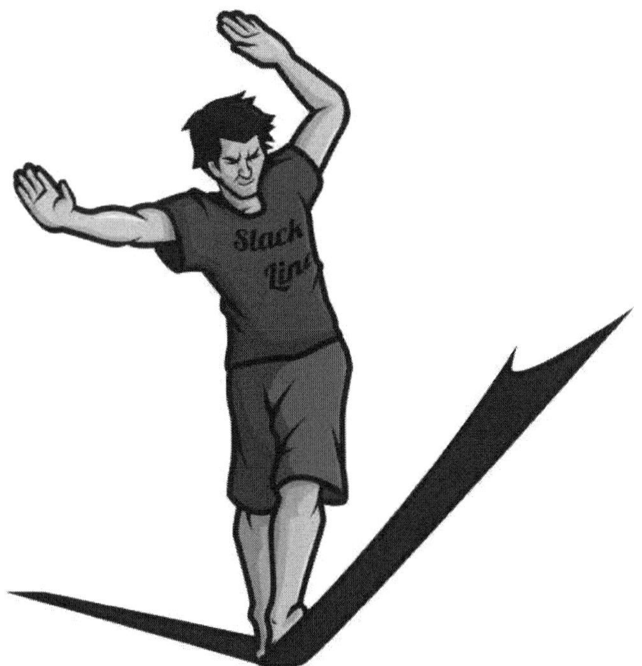

- **Durchführung:**

Spannen Sie eine Slackline in geringer Höhe über dem Boden auf und versuchen Sie, darauf zu balancieren.

- **Wiederholungen und Sätze:**

Üben Sie so lange, bis Sie sich sicher fühlen und die Strecke ohne Absteigen bewältigen können.

- **Schwierigkeitsstufen:**

Anfänger: Mit Hilfe einer zweiten Person oder eines stabilen Gegenstands
Fortgeschritten: Alleine
Profi: Mit geschlossenen Augen oder zusätzlichen Bewegungen (z. B. Kniebeugen)

- **Häufige Fehler und wie man sie vermeidet:**

Achten Sie darauf, dass Sie nicht zur Seite kippen und dass Ihr Standbein gerade bleibt.

- **Modifikationen oder Variationen:**

Die Übung kann erschwert werden, indem man die Länge der Slackline erhöht oder zusätzliche Bewegungen ausführt.

Hüpfen auf dem Trampolin

- **Durchführung:**

Stellen Sie sich auf ein kleines Trampolin und beginnen Sie, zu hüpfen. Versuchen Sie dabei, das Gleichgewicht zu halten und auf der Stelle zu bleiben.

- **Wiederholungen und Sätze:**

3 Sätze à 1 Minute

- **Schwierigkeitsstufen:**

Anfänger: Mit beiden Füßen
Fortgeschritten: Einbeinig
Profi: Einbeinig mit geschlossenen Augen

- **Häufige Fehler und wie man sie vermeidet:**

Achten Sie darauf, dass Sie nicht zur Seite kippen und dass Ihr Standbein gerade bleibt.

- **Modifikationen oder Variationen:**

Die Übung kann erschwert werden, indem man zusätzliche Bewegungen mit den Armen ausführt.

Standwaage

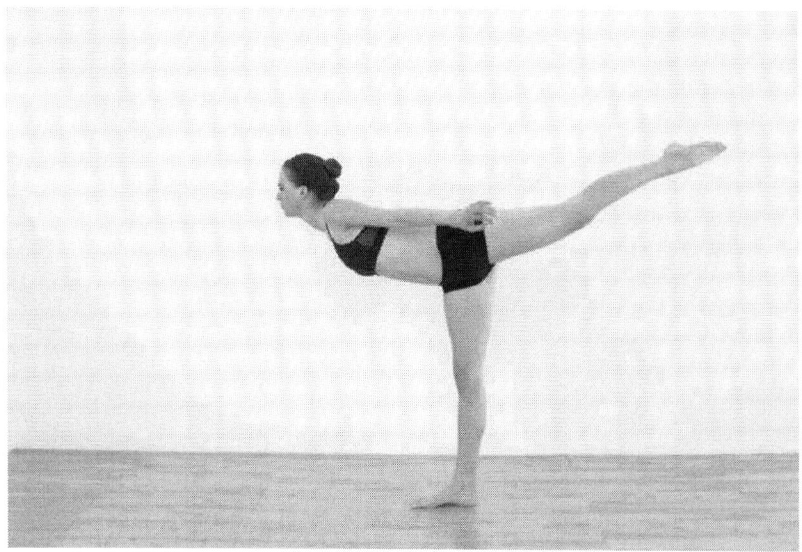

- **Durchführung:**

Stellen Sie sich auf ein Bein. Neigen Sie den Oberkörper nach vorne, während Sie das andere Bein gleichzeitig nach hinten heben. Ihre Hüfte, Ihr angehobenes Bein und Ihr Oberkörper sollten eine gerade Linie bilden.

- **Wiederholungen und Sätze:**

Halten Sie diese Position für 10 Sekunden. Wiederholen Sie dies 10-mal pro Bein.

- **Schwierigkeitsstufen:**

Anfänger: Mit offenen Augen
Fortgeschritten: Mit geschlossenen Augen
Profi: Führen Sie die Übung mit geschlossenen Augen auf einer instabilen Oberfläche durch.

- **Häufige Fehler und wie man sie vermeidet:**

Achten Sie darauf, dass Ihr Körper gerade bleibt, und vermeiden Sie es, die Hüfte des angehobenen Beins zu kippen.

- **Modifikationen oder Variationen:**

Um die Übung schwieriger zu gestalten, können Sie gleichzeitig mit dem gegenüberliegenden Arm nach vorne greifen.

Baumhaltung

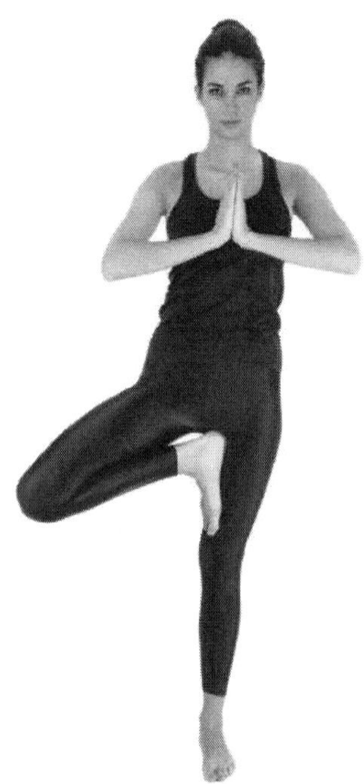

- **Durchführung:**

Stellen Sie sich auf ein Bein. Legen Sie den Fuß des anderen Beins an die Innenseite des stehenden Beins. Die Hände können Sie in Gebetshaltung vor der Brust zusammenbringen oder über dem Kopf ausstrecken.

- **Wiederholungen und Sätze:**

Halten Sie die Position für 30 Sekunden. Wiederholen Sie dies 3-mal pro Bein.

- **Schwierigkeitsstufen:**

Anfänger: Mit offenen Augen
Fortgeschritten: Mit geschlossenen Augen
Profi: Führen Sie die Übung auf einer instabilen Oberfläche durch.

- **Häufige Fehler und wie man sie vermeidet:**

Achten Sie darauf, dass Ihre Hüften gerade bleiben, und vermeiden Sie es, das Standbein zu beugen.

- **Modifikationen oder Variationen:**

Um die Übung zu intensivieren, können Sie das angehobene Bein höher an das stehende Bein legen, z. B. an die Innenseite des Oberschenkels.

Tandem-Stand

- **Durchführung:**

Stellen Sie sich gerade hin und positionieren Sie einen Fuß vor dem anderen, so dass die Zehen des hinteren Fußes die Ferse des vorderen Fußes berühren.

- **Wiederholungen und Sätze:**

Halten Sie die Position für 30 Sekunden. Wiederholen Sie dies 3-mal pro Fußposition.

- **Schwierigkeitsstufen:**

Anfänger: Mit offenen Augen
Fortgeschritten: Mit geschlossenen Augen
Profi: Führen Sie die Übung auf einer instabilen Oberfläche durch.

- **Häufige Fehler und wie man sie vermeidet:**

Achten Sie darauf, dass Ihr Körper gerade bleibt, und vermeiden Sie es, die Hüften zu kippen.

- **Modifikationen oder Variationen:**

Um die Übung zu intensivieren, können Sie gleichzeitig Armübungen durchführen, z. B. mit Hanteln.

Einbeiniges Kreuzheben

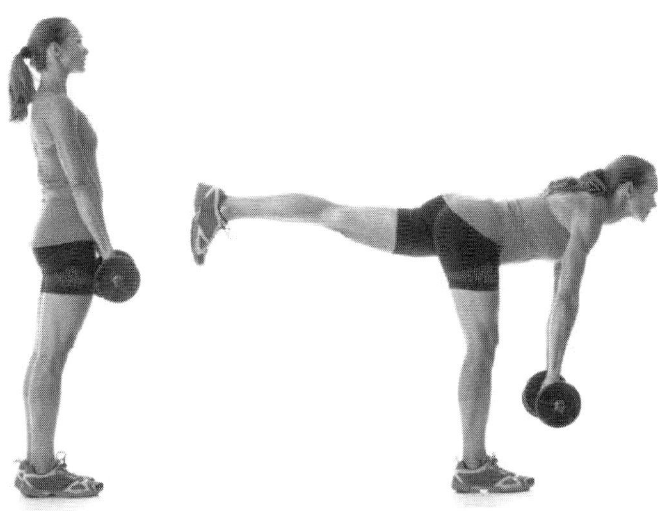

- **Durchführung:**

Stellen Sie sich auf ein Bein. Beugen Sie die Hüfte und lassen Sie den Oberkörper nach vorne und unten sinken, während das andere Bein gleichzeitig nach hinten ausgestreckt wird. Ihr Körper sollte eine gerade Linie von Kopf bis Fuß bilden.

- **Wiederholungen und Sätze:**

3 Sätze à 10 Wiederholungen pro Bein

- **Schwierigkeitsstufen:**

Anfänger: Mit offenen Augen
Fortgeschritten: Mit geschlossenen Augen
Profi: Führen Sie die Übung mit geschlossenen Augen und einem Gewicht in der Hand durch.

- **Häufige Fehler und wie man sie vermeidet:**

Achten Sie darauf, dass Ihr Rücken gerade bleibt, und vermeiden Sie es, die Hüfte des angehobenen Beins zu kippen.

- **Modifikationen oder Variationen:**

Um die Übung zu intensivieren, können Sie ein Gewicht in der Hand des gegenüberliegenden Arms halten.

Das vestibuläre System – neuroathletische Übungen für das Gleichgewicht

Die folgenden Übungen verbessern die vestibuläre Wahrnehmung, das Gleichgewicht und die Orientierung im Raum.

Kopfnicken

- **Durchführung:**

Stehen Sie aufrecht und führen Sie sanfte Kopfbewegungen von oben nach unten aus, als würden Sie „Ja" sagen. Die Bewegung sollte aus dem Nacken kommen.

- **Wiederholungen und Sätze:**

Führen Sie diese Übung für 2 Sätze mit je 10 Wiederholungen durch.

- **Schwierigkeitsstufen:**

Anfänger: Sitzen
Fortgeschritten: Stehen
Profi: Stehen auf einem Bein

- **Häufige Fehler und wie man sie vermeidet:**

Achten Sie darauf, dass die Bewegung wirklich aus dem Nacken und nicht aus dem oberen Rücken kommt.

- **Modifikationen oder Variationen:**

Die Übung kann auch im Sitzen oder auf einem Bein durchgeführt werden, um die Schwierigkeit zu erhöhen.

Kopfschütteln

- **Durchführung:**

Stehen Sie aufrecht und führen Sie sanfte Kopfbewegungen von links nach rechts aus, als würden Sie „Nein" sagen. Auch hier sollte die Bewegung aus dem Nacken kommen.

- **Wiederholungen und Sätze:**

Führen Sie diese Übung für 2 Sätze mit je 10 Wiederholungen durch.

- **Schwierigkeitsstufen:**

Anfänger: Sitzen
Fortgeschritten: Stehen
Profi: Stehen auf einem Bein

- **Häufige Fehler und wie man sie vermeidet:**

Achten Sie darauf, dass die Bewegung wirklich aus dem Nacken und nicht aus dem oberen Rücken kommt.

- **Modifikationen oder Variationen:**

Die Übung kann auch im Sitzen oder auf einem Bein durchgeführt werden, um die Schwierigkeit zu erhöhen.

Einbeinstand mit Kopfbewegungen

- **Durchführung:**

Stehen Sie auf einem Bein und führen Sie sanfte Kopfbewegungen von links nach rechts und von oben nach unten aus.

- **Wiederholungen und Sätze:**

Führen Sie diese Übung für 2 Sätze mit je 10 Wiederholungen pro Bein durch.

- **Schwierigkeitsstufen:**

Anfänger: Stand auf beiden Beinen
Fortgeschritten: Einbeinstand
Profi: Einbeinstand mit geschlossenen Augen

- **Häufige Fehler und wie man sie vermeidet:**

Achten Sie darauf, dass Sie das Gleichgewicht nicht verlieren und dass die Bewegungen wirklich aus dem Nacken kommen und nicht aus dem oberen Rücken.

- **Modifikationen oder Variationen:**

Die Übung kann auch auf einem Balance-Pad durchgeführt werden, um die Schwierigkeit zu erhöhen.

Blickfixation beim Gehen

- **Durchführung:**

Wählen Sie einen Punkt in der Ferne und fixieren Sie diesen, während Sie gehen. Versuchen Sie, den Blick nicht abzuwenden.

- **Wiederholungen und Sätze:**

Gehen Sie für 2 Sätze à 1 Minute.

- **Schwierigkeitsstufen:**

Anfänger: Gehen
Fortgeschritten: Schnelles Gehen
Profi: Laufen

- **Häufige Fehler und wie man sie vermeidet:**

Achten Sie darauf, dass Sie den Blick nicht abwenden und dass Sie beim Gehen Ihre Körperhaltung beibehalten. Vermeiden Sie es, den Kopf zu senken oder die Schultern zu krümmen.

- **Modifikationen oder Variationen:**

Für eine zusätzliche Herausforderung können Sie versuchen, während des Gehens zusätzliche Aufgaben durchzuführen, wie zum Beispiel das Heben und Senken der Arme, das Bewegen der Hände oder das Balancieren eines Buches auf dem Kopf. Sie könnten auch versuchen, den Punkt, den Sie fixieren, in regelmäßigen Abständen zu wechseln.

Gehen auf einer Linie

- **Durchführung:**

Suchen Sie sich eine gerade Linie auf dem Boden (oder stellen Sie sich eine vor). Versuchen Sie, auf dieser Linie zu gehen, indem Sie einen Fuß direkt vor den anderen setzen.

- **Wiederholungen und Sätze:**

Gehen Sie auf der Linie für 2 Sätze à 1 Minute.

- **Schwierigkeitsstufen:**

Anfänger: Gehen mit offenen Augen
Fortgeschritten: Gehen mit geschlossenen Augen
Profi: Gehen mit geschlossenen Augen und gleichzeitigem Kopfschütteln

- **Häufige Fehler und wie man sie vermeidet:**

Achten Sie darauf, dass Sie wirklich einen Fuß direkt vor den anderen setzen und nicht daneben.

- **Modifikationen oder Variationen:**

Die Übung kann auch rückwärts oder seitwärts durchgeführt werden.

Augenfolgebewegungen auf einem Bein stehend

- **Durchführung:**

Halten Sie Ihren Kopf still und folgen Sie mit Ihren Augen einem sich bewegenden Objekt oder Ihrer eigenen Hand.

- **Wiederholungen und Sätze:**

Führen Sie diese Übung für 2 Sätze à 1 Minute durch.

- **Schwierigkeitsstufen:**

Anfänger: Langsame Bewegungen
Fortgeschritten: Schnelle Bewegungen
Profi: Schnelle Bewegungen auf einem Balance-Pad

- **Häufige Fehler und wie man sie vermeidet:**

Achten Sie darauf, dass Sie Ihren Kopf wirklich stillhalten und nur mit den Augen folgen.

- **Modifikationen oder Variationen:**

Die Übung kann auch auf einem Gymnastikball durchgeführt werden.

Kreislaufen um einen Punkt

- **Durchführung:**

Markieren Sie einen Punkt auf dem Boden und laufen Sie in einem engen Kreis um diesen Punkt herum. Halten Sie Ihren Blick auf den Punkt gerichtet.

- **Wiederholungen und Sätze:**

Führen Sie diese Übung für 2 Sätze à 1 Minute in jede Richtung durch.

- **Schwierigkeitsstufen:**

Anfänger: Langsames Laufen
Fortgeschritten: Schnelles Laufen
Profi: Laufen mit geschlossenen Augen

- **Häufige Fehler und wie man sie vermeidet:**

Achten Sie darauf, dass Sie Ihren Blick auf den Punkt gerichtet halten und dass Sie den Kreis nicht zu groß machen.

- **Modifikationen oder Variationen:**

Die Übung kann auch rückwärts durchgeführt werden.

Gleichgewichtsübung mit einem Gymnastikball

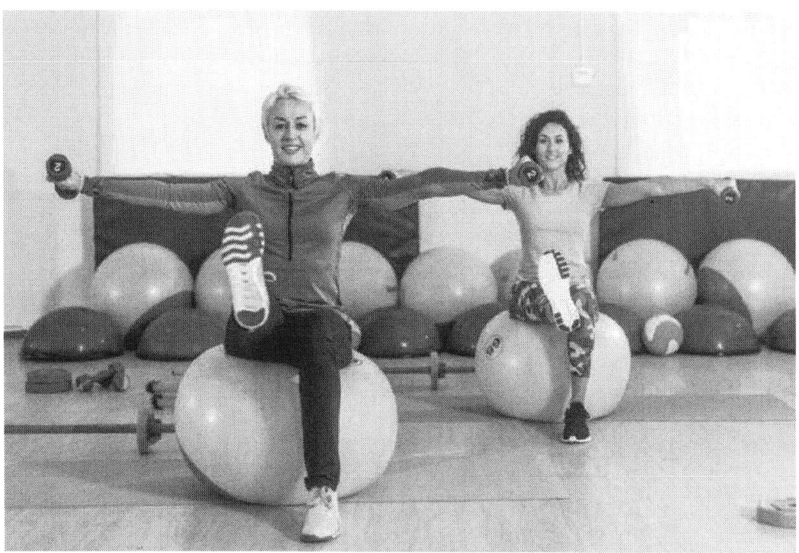

- **Durchführung:**

Setzen Sie sich aufrecht auf einen Gymnastikball. Stellen Sie sicher, dass Ihre Füße flach auf dem Boden sind und Ihre Knie in einem 90-Grad-Winkel gebeugt sind.

- **Wiederholungen und Sätze:**

Versuchen Sie, Ihre Balance für 2 Sätze à 1 Minute zu halten.

- **Schwierigkeitsstufen:**

Anfänger: Halten Sie die Hände auf den Hüften.
Fortgeschritten: Heben Sie ein Bein vom Boden.
Profi: Heben Sie ein Bein und den gegenüberliegenden Arm vom Boden.

- **Häufige Fehler und wie man sie vermeidet:**

Achten Sie darauf, dass Ihre Hüften während der gesamten Übung stabil bleiben und nicht zur Seite kippen. Wenn Sie ein Bein heben, vermeiden Sie es, zur Seite zu kippen, indem Sie Ihre Kernmuskulatur fest anspannen.

- **Modifikationen oder Variationen:**

Sie können diese Übung auch mit geschlossenen Augen durchführen, um die Herausforderung zu erhöhen.

Das visuelle System – neuroathletische Übungen für die Augen

Die folgenden Übungen verbessern die visuelle Wahrnehmung, Augenmotorik und die Zusammenarbeit von Auge und Gehirn.

Augenkreisen

- **Durchführung:**

Setzen Sie sich bequem hin und kreisen Sie Ihre Augen, als ob Sie ein großes imaginäres Zifferblatt im Uhrzeigersinn und gegen den Uhrzeigersinn ablesen würden.

- **Wiederholungen und Sätze:**

2 Sätze à 10 Wiederholungen in jede Richtung

- **Schwierigkeitsstufen:**

Anfänger: Kleine Kreise
Fortgeschritten: Größere Kreise
Profi: Kreise mit geschlossenen Augen

- **Häufige Fehler und wie man sie vermeidet:**

Vermeiden Sie es, den Kopf zu bewegen. Die Bewegung sollte nur von den Augen kommen.

- **Modifikationen oder Variationen:**

Führen Sie die Übung stehend durch, um die Balance gleichzeitig zu trainieren.

Brock-String-Übung

- **Durchführung:**

Nehmen Sie ein langes Stück Schnur (den „Brock String") und binden Sie mehrere farbige Perlen in verschiedenen Abständen daran. Halten Sie ein Ende der Schnur an Ihre Nase und strecken Sie die Schnur so aus, dass die Perlen vor Ihnen hängen. Konzentrieren Sie sich auf eine der Perlen und versuchen Sie, sie klar zu sehen, während die anderen Perlen und die Schnur doppelt erscheinen.

- **Wiederholungen und Sätze:**

2 Sätze à 5 Wiederholungen mit jeder Perle

- **Schwierigkeitsstufen:**

Anfänger: Beginnen Sie mit der Perle, die am nächsten an Ihrer Nase ist.
Fortgeschritten: Versuchen Sie, sich auf eine weiter entfernte Perle zu konzentrieren.
Profi: Wechseln Sie schnell den Fokus zwischen verschiedenen Perlen.

- **Häufige Fehler und wie man sie vermeidet:**

Vergewissern Sie sich, dass Sie tatsächlich Ihren Fokus verschieben und nicht bloß „durch" die Perlen hindurchsehen.

- **Modifikationen oder Variationen:**

Sie können die Übung komplexer gestalten, indem Sie den Winkel ändern, in dem Sie auf die Perlen schauen, oder indem Sie die Übung durchführen, während Sie sich bewegen.

Nah-Fern-Fokus

- **Durchführung:**

Wechseln Sie den Fokus zwischen einem nahen Objekt (z. B. ein Buch in der Hand) und einem fernen Objekt (z. B. ein Bild an der Wand). Die Objekte sollten hintereinanderliegen, wie die Perlen bei der Brock-String-Übung.

- **Wiederholungen und Sätze:**

2 Sätze à 10 Wiederholungen

- **Schwierigkeitsstufen:**

Anfänger: Großer Abstand zwischen nahem und fernem Objekt
Fortgeschritten: Kleiner Abstand zwischen nahem und fernem Objekt
Profi: Wechseln Sie den Fokus schnell zwischen den Objekten

- **Häufige Fehler und wie man sie vermeidet:**

Stellen Sie sicher, dass Sie den Fokus wirklich ändern und nicht nur „durch" die Objekte schauen.

- **Modifikationen oder Variationen:**

Ändern Sie die Position oder die Entfernung der Objekte.

Blinken

- **Durchführung:**

Schließen und öffnen Sie Ihre Augen schnell. Beginnen Sie langsam und steigern Sie langsam das Tempo.

- **Wiederholungen und Sätze:**

2 Sätze à 20 Wiederholungen

- **Schwierigkeitsstufen:**

Anfänger: Langsames Blinken
Fortgeschritten: Schnelleres Blinken
Profi: Sehr schnelles Blinken

- **Häufige Fehler und wie man sie vermeidet:**

Stellen Sie sicher, dass Sie die Augen vollständig öffnen und schließen.

- **Modifikationen oder Variationen:**

Führen Sie die Übung mit einem Auge durch, während das andere Auge geschlossen ist.

Buchstaben und Zahlen verfolgen

- **Durchführung:**

Zeichnen Sie in der Luft mit Ihren Augen Buchstaben und Zahlen.

- **Wiederholungen und Sätze:**

2 Sätze à 10 Wiederholungen

- **Schwierigkeitsstufen:**

Anfänger: Große Buchstaben und Zahlen
Fortgeschritten: Kleinere Buchstaben und Zahlen
Profi: Kombination von Buchstaben und Zahlen

- **Häufige Fehler und wie man sie vermeidet:**

Stellen Sie sicher, dass Sie den Kopf stillhalten und nur die Augen bewegen.

- **Modifikationen oder Variationen:**

Versuchen Sie, die Übung mit einem Auge zu machen, während das andere Auge geschlossen ist.

Vertikales Augen-Tracking

- **Durchführung:**

Folgen Sie mit Ihren Augen einem sich vertikal bewegenden Objekt (wie einem Stift), ohne Ihren Kopf zu bewegen.

- **Wiederholungen und Sätze:**

2 Sätze à 10 Wiederholungen

- **Schwierigkeitsstufen:**

Anfänger: Langsame Bewegung des Objekts
Fortgeschritten: Schnellere Bewegung des Objekts
Profi: Führen Sie die Übung mit einem sich schnell bewegenden oder unvorhersehbar bewegenden Objekt durch (z. B. ein Ping-Pong-Ball).

- **Häufige Fehler und wie man sie vermeidet:**

Bewegen Sie nur die Augen, nicht den Kopf.

- **Modifikationen oder Variationen:**

Versuchen Sie, das Objekt nur mit einem Auge zu verfolgen, während das andere Auge geschlossen ist.

Laterales Augen-Tracking

- **Durchführung:**

Folgen Sie mit den Augen einem bewegenden Objekt (z. B. einem Stift), ohne den Kopf zu bewegen.

- **Wiederholungen und Sätze:**

2 Sätze à 10 Wiederholungen

- **Schwierigkeitsstufen:**

Anfänger: Langsame Bewegung des Objekts
Fortgeschritten: Schnellere Bewegung des Objekts
Profi: Führen Sie die Übung mit einem sich schnell bewegenden oder unvorhersehbar bewegenden Objekt durch (z. B. ein Ping-Pong-Ball).

- **Häufige Fehler und wie man sie vermeidet:**

Bewegen Sie nur die Augen, nicht den Kopf.

- **Modifikationen oder Variationen:**

Sie können die Komplexität der Übung erhöhen, indem Sie sie in einer sitzenden oder stehenden Position durchführen, wobei Sie den Körper drehen, während die Augen dem Objekt folgen. Sie können auch die Übung durchführen, während Sie sich langsam vorwärts oder rückwärts bewegen (gilt auch für das vertikale Augen-Tracking).

Visuelles Scanning

- **Durchführung:**

Schauen Sie sich in Ihrer Umgebung um, ohne den Kopf zu bewegen. Versuchen Sie, alle Details in Ihrem peripheren (also äußeren) Sichtfeld wahrzunehmen.

- **Wiederholungen und Sätze:**

2 Sätze à 1 Minute

- **Schwierigkeitsstufen:**

Anfänger: In einer ruhigen Umgebung
Fortgeschritten: In einer belebteren Umgebung
Profi: In einer sehr belebten Umgebung oder während der Bewegung

- **Häufige Fehler und wie man sie vermeidet:**

Achten Sie darauf, dass Sie Ihren Kopf nicht bewegen, und versuchen Sie, Ihre Aufmerksamkeit gleichmäßig auf Ihr gesamtes Sichtfeld zu verteilen.

- **Modifikationen oder Variationen:**

Sie können die Übung komplexer gestalten, indem Sie sie während der Bewegung ausführen oder indem Sie versuchen, spezifische Objekte oder Details in Ihrem Sichtfeld zu identifizieren.

Neuroathletik-Übungen für die motorische Kontrolle

Die folgenden Übungen zielen darauf ab, Ihre motorische Kontrolle zu verbessern. Dies umfasst die Fähigkeit zur präzisen Steuerung von Bewegungen, die Verbesserung der Koordination und die Optimierung der Zusammenarbeit zwischen Gehirn und Muskulatur.

Stehendes Beinheben

- **Durchführung:**

Stehen Sie aufrecht und heben Sie ein Bein ausgestreckt so hoch wie möglich nach vorne an, ohne das Gleichgewicht zu verlieren.

- **Wiederholungen und Sätze:**

2 Sätze à 10 Wiederholungen pro Bein

- **Schwierigkeitsstufen:**

Anfänger: Mit Unterstützung (z. B. Wand)
Fortgeschritten: Ohne Unterstützung
Profi: Mit geschlossenen Augen

- **Häufige Fehler und wie man sie vermeidet:**

Achten Sie darauf, dass Sie Ihre Hüfte nicht verdrehen.

- **Modifikationen oder Variationen:**

Sie können Gewichte hinzufügen oder die Übung auf einem Balance-Pad durchführen.

Armheben über Kopf

- **Durchführung:**

Stehen Sie aufrecht, die Füße schulterbreit auseinander. Heben Sie beide Arme gleichzeitig über den Kopf und senken Sie sie wieder.

- **Wiederholungen und Sätze:**

3 Sätze à 10 Wiederholungen

- **Schwierigkeitsstufen:**

Anfänger: Mit leichten Gewichten
Fortgeschritten: Mit schwereren Gewichten
Profi: Auf einem Bein stehend

- **Häufige Fehler und wie man sie vermeidet:**

Achten Sie darauf, dass Sie Ihren Rücken nicht überstrecken.

- **Modifikationen oder Variationen:**

Sie können die Übung einbeinig oder auf einem Balance-Pad durchführen.

Superman

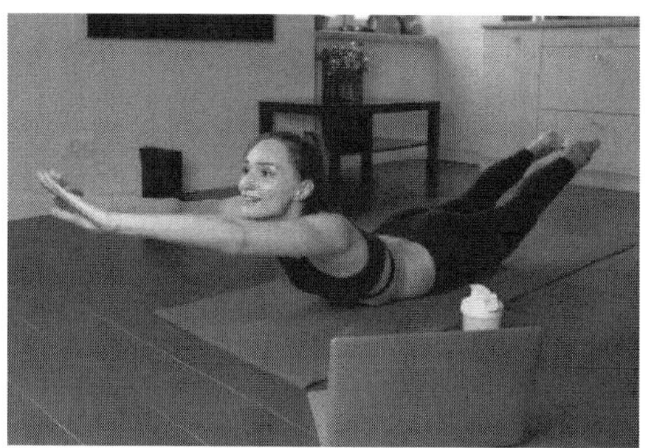

- **Durchführung:**

Legen Sie sich auf den Bauch und strecken Sie Arme und Beine aus. Heben Sie dann gleichzeitig die Arme und Beine vom Boden ab.

- **Wiederholungen und Sätze:**

3 Sätze à 10 Wiederholungen

- **Schwierigkeitsstufen:**

Anfänger: Heben Sie abwechselnd Arme und Beine an.
Fortgeschritten: Heben Sie alle vier Gliedmaßen gleichzeitig an.
Profi: Führen Sie die Übung mit Widerstandsbändern durch.

- **Häufige Fehler und wie man sie vermeidet:**

Achten Sie darauf, dass Sie Ihren Hals nicht überstrecken.

- **Modifikationen oder Variationen:**

Führen Sie die Übung mit einem Gymnastikball durch.

Ausfallschritte

- **Durchführung:**

Stehen Sie aufrecht und machen Sie einen Schritt nach vorne, senken Sie Ihr hinteres Knie fast bis zum Boden und kehren Sie dann in die Ausgangsposition zurück.

- **Wiederholungen und Sätze:**

2 Sätze à 10 Wiederholungen pro Bein

- **Schwierigkeitsstufen:**

Anfänger: Machen Sie kleine Schritte.
Fortgeschritten: Machen Sie größere Schritte.
Profi: Führen Sie die Übung mit Gewichten durch.

- **Häufige Fehler und wie man sie vermeidet:**

Achten Sie darauf, dass Ihr vorderes Knie nicht über die Zehen hinausgeht.

- **Modifikationen oder Variationen:**

Führen Sie die Übung in einer seitlichen oder rückwärtigen Bewegung aus.

Bergsteiger

- **Durchführung:**

Beginnen Sie in einer hohen Liegestütz-Position. Ziehen Sie abwechselnd Ihre Knie zur Brust.

- **Wiederholungen und Sätze:**

3 Sätze à 20 Wiederholungen

- **Schwierigkeitsstufen:**

Anfänger: Führen Sie die Übung langsam durch.
Fortgeschritten: Führen Sie die Übung schneller durch.
Profi: Führen Sie die Übung auf instabilen Oberflächen durch.

- **Häufige Fehler und wie man sie vermeidet:**

Achten Sie darauf, dass Sie Ihre Hüfte nicht zu hoch heben.

- **Modifikationen oder Variationen:**

Führen Sie die Übung mit einer Drehung durch, indem Sie das gegenüberliegende Knie zur Brust ziehen, also beispielsweise rechtes Knie Richtung linke Schulter.

Burpees

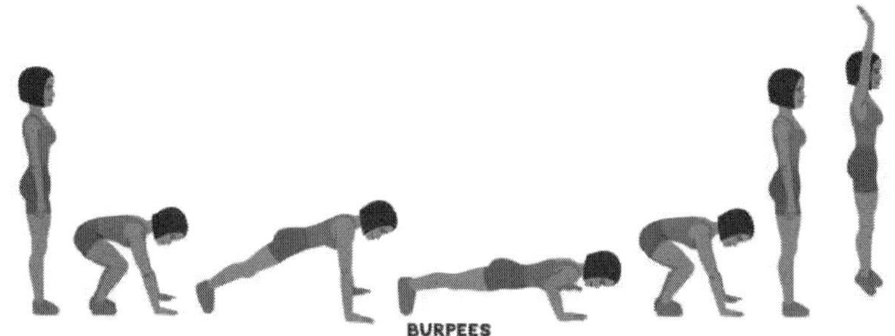

- **Durchführung:**

Beginnen Sie im Stand, gehen Sie in eine Hocke, legen Sie Ihre Hände auf den Boden und springen Sie mit den Füßen zurück in eine Liegestütz-Position. Springen Sie dann wieder nach vorne in die Hockposition und springen Sie schließlich aus der Hocke in den Stand.

- **Wiederholungen und Sätze:**

3 Sätze à 10 Wiederholungen

- **Schwierigkeitsstufen:**

Anfänger: Führen Sie die Übung ohne den Sprung am Ende durch.
Fortgeschritten: Fügen Sie den Sprung am Ende hinzu.
Profi: Fügen Sie nach dem Sprung in die Liegestütz-Position einen Liegestütz hinzu.

- **Häufige Fehler und wie man sie vermeidet:**

Achten Sie darauf, dass Sie Ihre Hüften nicht zu hoch heben, wenn Sie in die Liegestütz-Position springen.

- **Modifikationen oder Variationen:**

Führen Sie die Übung mit seitlichen Sprüngen durch.

Medizinball-Slams

- **Durchführung:**

Stehen Sie aufrecht und halten Sie einen Medizinball über Ihrem Kopf. Werfen Sie den Ball dann mit Kraft auf den Boden und fangen Sie ihn auf, sobald er zurückprallt.

- **Wiederholungen und Sätze:**

3 Sätze à 10 Wiederholungen

- **Schwierigkeitsstufen:**

Anfänger: Verwenden Sie einen leichten Medizinball.
Fortgeschritten: Verwenden Sie einen schwereren Medizinball.
Profi: Führen Sie die Übung in schnellerem Tempo durch.

- **Häufige Fehler und wie man sie vermeidet:**

Achten Sie darauf, dass Sie beim Werfen des Balls Ihre Knie beugen und Ihre Hüften verwenden, um Verletzungen zu vermeiden.

- **Modifikationen oder Variationen:**

Führen Sie die Übung mit seitlichen Slams durch.

Bicycle Crunches

- **Durchführung:**

Legen Sie sich auf den Rücken und heben Sie die Beine vom Boden ab. Berühren Sie abwechselnd Ihr rechtes Knie mit Ihrem linken Ellenbogen und Ihr linkes Knie mit Ihrem rechten Ellenbogen. Sie können dabei Ihre Hände an Ihren Schläfen platzieren oder leicht am Hinterkopf, um Ihren Nacken zu stützen.

- **Wiederholungen und Sätze:**

3 Sätze à 20 Wiederholungen

- **Schwierigkeitsstufen:**

Anfänger: Halten Sie Ihre Beine höher vom Boden.
Fortgeschritten: Halten Sie Ihre Beine näher am Boden.
Profi: Führen Sie die Übung mit gestreckten Beinen durch.

- **Häufige Fehler und wie man sie vermeidet:**

Achten Sie darauf, dass Sie Ihren Nacken nicht anspannen.

- **Modifikationen oder Variationen:**

Führen Sie die Übung mit einem Medizinball zwischen Ihren Knien durch.

Neuroathletische Übungen zur Schmerzminderung

Die folgenden Übungen fördern die Schmerzresilienz und -bewältigung.

Sanfte Bewegungsübungen

- **Durchführung:**

— Beginnen Sie in einer bequemen, stehenden Position, mit den Füßen hüftbreit auseinander.
— Lassen Sie Ihre Arme locker an den Seiten Ihres Körpers hängen.
— Beginnen Sie, Ihre Schultern in einer sanften kreisenden Bewegung nach hinten zu bewegen. Führen Sie diese Bewegung für ca. 30 Sekunden durch.
— Wechseln Sie nun die Richtung und kreisen Sie Ihre Schultern für weitere 30 Sekunden nach vorne.
— Lassen Sie Ihre Arme hängen und beginnen Sie, Ihre Hüften sanft von einer Seite zur anderen zu schwingen, so, als ob Sie ein Hula-Hoop drehen würden. Führen Sie diese Bewegung für 1 Minute durch.
— Als Nächstes stellen Sie sich aufrecht hin und strecken einen Arm hoch über den Kopf, während Sie den anderen Arm nach unten hängen lassen. Strecken Sie sich nach oben und zur Seite, um einen sanften seitlichen Dehnungsreflex zu spüren. Halten Sie diese Position für etwa 20-30 Sekunden und wechseln Sie dann die Seite.

- **Wiederholungen und Sätze:**

Führen Sie jede Bewegung für die angegebene Zeit durch und wiederholen Sie den gesamten Zyklus 2- bis 3-mal.

- **Schwierigkeitsstufen:**

Anfänger: Führen Sie die Bewegungen langsam und sanft durch.
Fortgeschritten: Sie können die Intensität und Geschwindigkeit der Bewegungen erhöhen, solange sie angenehm bleiben.
Profi: Sie können zusätzliche Bewegungen oder Yoga-Posen einbauen, um die Übung anspruchsvoller zu gestalten.

- **Häufige Fehler und wie man sie vermeidet:**

Vermeiden Sie abrupte oder ruckartige Bewegungen, die Schmerzen oder Beschwerden verursachen könnten. Stellen Sie sicher, dass Sie während der gesamten Übung eine gute Körperhaltung beibehalten. Atmen Sie kontinuierlich und entspannt.

- **Modifikationen oder Variationen:**

Sie können diese Übung auch im Sitzen oder Liegen durchführen, je nachdem, was für Sie am angenehmsten ist. Sie können auch andere Körperteile, wie den Hals, die Hände oder die Füße, einbeziehen, um die Übung abwechslungsreicher zu gestalten.

Gehmeditation

• **Durchführung:**

— Wählen Sie einen ruhigen, ungestörten Platz, an dem Sie ungestört hin und her gehen können. Dies könnte ein Korridor, ein Gartenweg oder ein ruhiger Raum in Ihrem Haus sein.

— Beginnen Sie an einem Ende Ihres Gehweges und stehen Sie still. Atmen Sie ein paar Male tief durch und richten Sie Ihre Aufmerksamkeit auf Ihren Körper.

— Beginnen Sie langsam, zu gehen. Setzen Sie einen Fuß vor den anderen, achten Sie darauf, wie sich Ihre Füße vom Boden abheben und wieder aufsetzen. Fühlen Sie das Gewicht Ihres Körpers, wie es von einem Fuß zum anderen übertragen wird. Wenn Sie das Ende Ihres Weges erreichen, bleiben Sie einen Moment stehen, drehen sich langsam um und beginnen erneut, zu gehen.

— Versuchen Sie, Ihre Aufmerksamkeit während der gesamten Übung auf die Empfindungen in Ihrem Körper zu richten.

• **Wiederholungen und Sätze:**

Üben Sie die Gehmeditation für etwa 10-15 Minuten oder so lange, wie es Ihnen angenehm ist.

• **Schwierigkeitsstufen:**

Anfänger: Beginnen Sie mit kurzen Sitzungen von 5 bis 10 Minuten und steigern Sie die Dauer allmählich.

Fortgeschritten: Erhöhen Sie die Dauer der Meditation und versuchen Sie, Ihre Aufmerksamkeit länger auf Ihren Körper zu richten.

Profi: Üben Sie die Gehmeditation in unterschiedlichen Umgebungen, um Ihre Fähigkeit zur Achtsamkeit unter variierenden Bedingungen zu stärken.

• **Häufige Fehler und wie man sie vermeidet:**

Lassen Sie sich nicht von Gedanken oder Ablenkungen stören. Wenn Ihre Aufmerksamkeit abschweift, bringen Sie sie sanft zurück zu den Empfindungen in Ihrem Körper. Vermeiden Sie es, zu schnell zu gehen. Das Ziel ist es, achtsam und bewusst zu sein, nicht, sich zu beeilen.

• **Modifikationen oder Variationen:**

Sie können die Gehmeditation mit anderen Achtsamkeitsübungen kombinieren, z. B. mit achtsamem Atmen oder Körper-Scan-Meditationen. Wenn Sie nicht gehen können oder wenn es Ihnen bequemer ist, können Sie eine ähnliche Übung auch im Sitzen oder Liegen durchführen, indem Sie Ihre Aufmerksamkeit auf die Empfindungen in Ihrem Körper richten.

Bodyscan-Meditation

- **Durchführung:**

— Finden Sie einen ruhigen, bequemen Ort, an dem Sie ungestört liegen können. Legen Sie sich auf den Rücken, die Beine leicht auseinander, die Arme an den Seiten, die Handflächen nach oben gerichtet.
— Schließen Sie die Augen und beginnen Sie, Ihre Aufmerksamkeit auf Ihren Atem zu richten. Fühlen Sie, wie sich Ihr Bauch und Ihre Brust mit jedem Atemzug heben und senken.
— Beginnen Sie, Ihre Aufmerksamkeit auf die Zehen Ihrer Füße zu richten. Spüren Sie jede Empfindung – Wärme, Kälte, Druck, Entspannung, Spannung – und lassen Sie dann die Zehen in Ihrer Aufmerksamkeit los.
— Bewegen Sie Ihre Aufmerksamkeit langsam nach oben durch die Füße, die Beine, den Rumpf, die Arme und schließlich bis zum Kopf, wobei Sie bei jeder Körperpartie innehalten, um die Empfindungen zu spüren und dann loszulassen.
— Wenn Sie den Kopf erreicht haben, verweilen Sie einen Moment, dann lassen Sie Ihren ganzen Körper in Ihrer Aufmerksamkeit los. Atmen Sie ein paar Male tief durch und öffnen Sie langsam die Augen.

- **Wiederholungen und Sätze:**

Üben Sie die Bodyscan-Meditation für etwa 20-30 Minuten oder so lange, wie es Ihnen angenehm ist.

- **Schwierigkeitsstufen:**

Anfänger: Beginnen Sie mit kürzeren Sitzungen und konzentrieren Sie sich nur auf bestimmte Körperteile, anstatt den gesamten Körper zu scannen.
Fortgeschritten: Erhöhen Sie die Dauer der Meditation und versuchen Sie, Ihre Aufmerksamkeit länger auf jede Körperpartie zu richten.
Profi: Üben Sie die Bodyscan-Meditation in unterschiedlichen Positionen oder Umgebungen, um Ihre Fähigkeit zur Achtsamkeit unter variierenden Bedingungen zu stärken.

- **Häufige Fehler und wie man sie vermeidet:**

Lassen Sie sich nicht von Gedanken oder Ablenkungen stören. Wenn Ihre Aufmerksamkeit abschweift, bringen Sie sie sanft zurück zu den Empfindungen in Ihrem Körper. Vermeiden Sie es, zu urteilen oder zu analysieren, was Sie fühlen. Das Ziel ist es, achtsam und bewusst zu sein, nicht zu bewerten oder zu interpretieren.

- **Modifikationen oder Variationen:**

Sie können die Bodyscan-Meditation mit anderen Achtsamkeitsübungen kombinieren, z. B. mit der Gehmeditation. Wenn es Ihnen unangenehm ist, im Liegen zu meditieren, können Sie diese Übung auch im Sitzen durchführen.

Entspannungsübung mit einem Stressball

- **Durchführung:**

— Setzen Sie sich bequem hin und halten Sie einen Stressball in einer Hand.
— Beginnen Sie, den Ball in einem rhythmischen Muster zu drücken und loszulassen. Sie können mit einem langsamen Tempo beginnen und dann nach Belieben schneller werden.
— Konzentrieren Sie sich auf das Gefühl des Balls in Ihrer Hand und die Bewegungen, die Sie machen. Versuchen Sie, alle anderen Gedanken oder Ablenkungen zu ignorieren. Wechseln Sie nach ein paar Minuten zur anderen Hand und wiederholen Sie den Vorgang.

- **Wiederholungen und Sätze:**

Machen Sie diese Übung für etwa 5-10 Minuten oder so lange, wie es angenehm ist.

- **Schwierigkeitsstufen:**

Anfänger: Beginnen Sie mit einem weichen Stressball und drücken Sie nur so fest, wie es angenehm ist.
Fortgeschritten: Erhöhen Sie die Festigkeit des Balls oder drücken Sie stärker.
Profi: Versuchen Sie, zwei Bälle gleichzeitig in beiden Händen zu drücken.

- **Häufige Fehler und wie man sie vermeidet:**

Vermeiden Sie es, zu stark zu drücken oder Schmerzen in der Hand zu verursachen. Die Übung sollte entspannend sein, nicht schmerzhaft. Lassen Sie sich nicht von anderen Gedanken oder Ablenkungen ablenken. Versuchen Sie, Ihre Aufmerksamkeit auf die Übung zu richten.

- **Modifikationen oder Variationen:**

Sie können die Übung mit verschiedenen Arten von Stressbällen durchführen, um unterschiedliche Empfindungen und Schwierigkeitsgrade zu erleben. Versuchen Sie, die Übung mit geschlossenen Augen durchzuführen, um Ihre Aufmerksamkeit noch mehr auf die Empfindungen in Ihrer Hand zu lenken.

Atemübung im Liegen

- **Durchführung:**

— Legen Sie sich bequem auf den Rücken, vielleicht auf eine Yogamatte oder einen Teppich. Ihre Beine können ausgestreckt oder gebeugt sein, je nachdem, was für Sie am angenehmsten ist.
— Legen Sie eine Hand auf Ihren Bauch und die andere auf Ihre Brust. Dies hilft Ihnen, sich auf Ihre Atmung zu konzentrieren und bewusst zu atmen. Atmen Sie langsam durch die Nase ein und fühlen Sie, wie sich Ihr Bauch und Ihre Brust heben.
— Halten Sie den Atem einen Moment lang an. Atmen Sie langsam durch den Mund aus und spüren Sie, wie sich Ihr Bauch und Ihre Brust senken.
— Wiederholen Sie diesen Prozess und konzentrieren Sie sich darauf, Ihre Atmung ruhig und gleichmäßig zu halten.

- **Wiederholungen und Sätze:**

Machen Sie diese Übung für etwa 5-10 Minuten oder so lange, wie Sie sich entspannt und wohl fühlen.

- **Schwierigkeitsstufen:**

Anfänger: Konzentrieren Sie sich nur auf das Atmen, ohne den Atem anzuhalten.
Fortgeschritten: Halten Sie den Atem nach dem Einatmen für ein paar Sekunden an, bevor Sie ausatmen.
Profi: Versuchen Sie, die Länge Ihrer Ein- und Ausatmung zu verlängern oder ein Muster zu erstellen, z. B. 4 Sekunden einatmen, 7 Sekunden halten, 8 Sekunden ausatmen.

- **Häufige Fehler und wie man sie vermeidet:**

Vermeiden Sie es, zu schnell oder zu tief zu atmen, da dies zu Schwindel oder Unbehagen führen kann. Ziel ist es, eine ruhige und gleichmäßige Atmung zu erreichen.
Lassen Sie sich nicht von Gedanken oder Ablenkungen ablenken. Versuchen Sie, Ihre Aufmerksamkeit auf Ihre Atmung zu lenken.

- **Modifikationen oder Variationen:**

Sie können diese Übung auch im Sitzen durchführen, wenn das Liegen für Sie unangenehm ist. Versuchen Sie, während der Übung beruhigende Musik zu hören oder eine Aromakerze anzuzünden, um eine entspannende Umgebung zu schaffen.

Bonus: Der 5-Wochen-Trainingsplan

Willkommen zu Ihrem 5-Wochen-Trainingsplan zur Verbesserung Ihrer Neuroathletik. Dieser Trainingsplan kombiniert Assessment-Methoden und neuroathletische Übungen, um Ihre allgemeine Fitness, Ihr propriozeptives System, Ihr vestibuläres System und Ihr visuelles System zu trainieren und zu verbessern.

Dieser Trainingsplan wurde sorgfältig zusammengestellt, um eine Reihe von Fähigkeiten zu fördern, die für eine optimale Leistung in Sport und Alltag unerlässlich sind. Das Ziel dieses Plans ist es, Ihre Wahrnehmung, Ihre Reaktionsschnelligkeit, Ihre Koordination, Ihr Gleichgewicht und Ihre Augenmotorik zu verbessern.

Egal, ob Sie ein Hobbysportler oder Profiathlet sind, dieser Trainingsplan bietet einen ausgewogenen Ansatz, um Ihre Leistungsfähigkeit zu steigern und gleichzeitig Verletzungen vorzubeugen. Er ist so konzipiert, dass er sowohl in Ihren Alltag als auch in Ihr Training integriert werden kann, und bietet Übungen, die sowohl drinnen als auch draußen durchgeführt werden können.

In den nächsten fünf Wochen werden Sie eine Vielzahl von Übungen kennenlernen und durchführen, die auf den neuesten Erkenntnissen der Neuroathletik basieren. Sie werden lernen, wie Sie Ihren Körper besser wahrnehmen und steuern können und wie Sie Ihre körperlichen Fähigkeiten durch gezieltes Training verbessern können.

Bevor Sie mit dem Trainingsplan beginnen, ist es wichtig, dass Sie sich mit den Übungen und Assessments vertraut machen, die in diesem Plan enthalten sind. Nehmen Sie sich Zeit, um die Anleitungen sorgfältig durchzulesen und sicherzustellen, dass Sie die Übungen korrekt ausführen.

WOCHE 1

Montag
Assessment: Selbstbeurteilung der allgemeinen Fitness
Übungen:
- Einbeinstand: 2 Sätze à 30 Sekunden pro Bein
- Balancieren auf einem Balance-Pad: 3 Sätze à 1 Minute

Dienstag
Assessment: Herzfrequenz-Messung
Übungen:
- Hüpfen auf einem Trampolin: 10 Minuten, gesteigertes Tempo
- Standwaage: 2 Sätze à 30 Sekunden pro Bein

Mittwoch
Assessment: Körperfettmessung
Übungen:
- Baumhaltung: 2 Sätze à 1 Minute pro Bein
- Tandem-Stand: 3 Sätze à 1 Minute

Donnerstag
Assessment: Einbeinstand
Übungen:
- Einbeiniges Kreuzheben: 3 Sätze à 10 Wiederholungen pro Bein
- Kopfnicken: 3 Sätze à 20 Wiederholungen

Freitag
Assessment: Finger-Nase-Test
Übungen:
- Kopfschütteln: 3 Sätze à 20 Wiederholungen
- Einbeinstand mit Kopfbewegungen: 2 Sätze à 30 Sekunden pro Bein

Samstag und Sonntag
Ruhe und Regeneration

Woche 2 – Training und Verbesserung

Montag
Assessment: Schnelle Richtungswechsel
Übungen:
- Blickfixation beim Gehen: 3 Sätze à 2 Minuten
- Gehen auf einer Linie: 3 Sätze à 2 Minuten

Dienstag
Assessment: Romberg-Test
Übungen:
- Augenfolgebewegungen auf einem Bein stehend: 2 Sätze à 1 Minute pro Bein
- Kreislaufen um einen Punkt: 3 Sätze à 2 Minuten

Mittwoch
Assessment: Unterberger-Tretversuch
Übungen:
- Gleichgewichtsübung mit einem Gymnastikball: 3 Sätze à 2 Minuten
- Augenkreisen: 3 Sätze à 20 Wiederholungen

Donnerstag
Assessment: Akkommodations-Test
Übungen:
- Brock-String-Übung: 3 Sätze à 1 Minute
- Nah-Fern-Fokus: 3 Sätze à 20 Wiederholungen

Freitag
Assessment: Blicksprung-Test
Übungen:
- Blinken: 3 Sätze à 1 Minute
- Buchstaben und Zahlen verfolgen: 3 Sätze à 2 Minuten

Samstag und Sonntag
Ruhe und Regeneration

Woche 3 – Training und Verbesserung

Montag
Wiederholung der Übungen aus Woche 2

Dienstag
Übungen:
- Vertikales Augen-Tracking: 3 Sätze à 20 Wiederholungen
- Laterales Augen-Tracking: 3 Sätze à 20 Wiederholungen

Mittwoch
Wiederholung der Übungen aus Woche 2

Donnerstag
Übungen:
- Visuelles Scanning: 3 Sätze à 1 Minute
- Stehendes Beinheben: 3 Sätze à 10 Wiederholungen pro Bein

Freitag
Wiederholung der Übungen aus Woche 2

Samstag und Sonntag
Ruhe und Regeneration

WOCHE 4 – TRAINING UND VERBESSERUNG

Montag
Übungen:
- Armheben über Kopf: 3 Sätze à 15 Wiederholungen
- Superman: 3 Sätze à 10 Wiederholungen

Dienstag
Wiederholung der Übungen aus Woche 3

Mittwoch
Übungen:
- Ausfallschritte: 3 Sätze à 12 Wiederholungen pro Bein
- Bergsteiger: 3 Sätze à 30 Sekunden

Donnerstag
Wiederholung der Übungen aus Woche 3

Freitag
Übungen:
- Burpees: 3 Sätze à 10 Wiederholungen
- Medizinball-Slams: 3 Sätze à 15 Wiederholungen

Samstag und Sonntag
Ruhe und Regeneration

Woche 5 – Abschluss-Assessments

Montag
Assessment: Selbstbeurteilung der allgemeinen Fitness. Notieren Sie Ihre subjektive Einschätzung und vergleichen Sie die Ergebnisse mit der ersten Woche.
Übungen:
Wiederholung der Übungen aus Woche 4

Dienstag
Assessment: Herzfrequenz-Messung. Überwachen Sie Ihre Herzfrequenz im Ruhezustand und während des Trainings. Vergleichen Sie die Ergebnisse mit denen der ersten Woche, um Ihre Verbesserungen in der kardiovaskulären Fitness zu bewerten.
Übungen:
Wiederholung der Übungen aus Woche 4

Mittwoch
Assessment: Körperfettmessung. Nutzen Sie erneut Ihr Maßband und die Körperfettmessungstabelle, um Ihren aktuellen Körperfettanteil zu schätzen. Vergleichen Sie die Ergebnisse mit denen der ersten Woche.
Übungen:
Wiederholung der Übungen aus Woche 4

Donnerstag
Assessment: Einbeinstand und Finger-Nase-Test. Führen Sie diese Assessments erneut durch und vergleichen Sie Ihre aktuelle Leistung mit der Leistung der ersten Woche.
Übungen:
Wiederholung der Übungen aus Woche 4

Freitag
Assessment: Schnelle Richtungswechsel, Romberg-Test, Unterberger-Tretversuch, Akkommodations-Test. Führen Sie diese Assessments erneut durch und vergleichen Sie Ihre aktuelle Leistung mit der Leistung aus der zweiten Woche.
Übungen:
- Bicycle Crunches: 3 Sätze à 15 Wiederholungen

Samstag und Sonntag
Ruhe und Regeneration: Nun haben Sie einen vollen Überblick über Ihre Fortschritte in den letzten fünf Wochen. Nehmen Sie sich etwas Zeit, um Ihre Verbesserungen zu feiern und über Ihre nächsten Schritte nachzudenken.

Mit Neuroathletik zur Leistungssteigerung

Gratulation! Das Ende dieses Buches ist erreicht und eine spannende Reise durch die Welt der Neuroathletik liegt nun hinter Ihnen. Durch das Lesen und Verstehen jedes Kapitels haben Sie einen großen Schritt gemacht, um sportliche Leistung zu optimieren und individuelle Ziele zu erreichen.

Dennoch endet der Lernprozess nicht mit der letzten Seite dieses Buches. Es handelt sich vielmehr um einen fortlaufenden Prozess, der durch eine Vielzahl von vermittelten Techniken und Strategien weiterhin vorangetrieben werden kann. Die hier vorgestellten Kenntnisse und Übungen dienen als Werkzeuge, um Ihr sportliches Potenzial weiter zu entfalten.

Bleiben Sie dran, setzen Sie das Erlernte um und wiederholen Sie die Übungen regelmäßig. So kann die sportliche Leistung stetig verbessert und neue Ziele können erreicht werden.

Zum Schluss bleibt nur noch zu sagen: Viel Erfolg auf dem weiteren Weg in der Welt der Neuroathletik. Mit jedem Schritt, den Sie tun, rücken Ihre Ziele näher. Sie sind der Schlüssel zu Ihrer eigenen Verbesserung!

Quellenverzeichnis

Literatur:
- "Fittes Gehirn, erfülltes Leben" von Dr. Wendy Suzuki
- "Neurozentriertes Training - So trainierst du Gleichgewicht und Stabilität" von Luise Walther
- "Spark: The Revolutionary New Science of Exercise and the Brain" von John J. Ratey
- "Selbstgesteuerte Neuroplastizität" von Rick Hanson
- "Schnelligkeit beginnt im Gehirn: Mit Neuroathletik das Reaktionsvermögen verbessern und die Schnelligkeitsleistung optimieren" von Lars Lienhard

Studien:
- "Der Einfluss von kognitivem Training auf die Spielfähigkeiten und Entscheidungsfindung von Fußballspielern", Memmert und Kollegen (2010)
- "Propriozeptive Trainingseffekte auf Stabilität, Gleichgewicht und Verletzungsprävention bei Athleten", Taube et al. (2007)
- "The effects of mental practice on motor skill learning and performance: A meta-analysis.", von Feltz und Landers (1983)